Clara Scheepers-Assmus

Konzentrative Bewegungstherapie (KBT) und Ergotherapie

„Weißt du, was du willst, oder spürst du, was du brauchst?"

Spektrum Ergotherapie

Herausgeber

DEUTSCHER VERBAND DER ERGOTHERAPEUTEN E.V.

Die Autorin

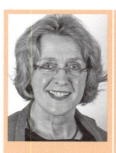

Clara Scheepers-Assmus
Ergotherapeutin und Lehrtherapeutin im Deutschen Arbeitskreis für Konzentrative Bewegungstherapie e.V.
- Von 1981–1998 als Ergotherapeutin im psychiatrischen/psychosomatischen Bereich tätig, danach Gründung einer eigenen ET-Praxis mit den Schwerpunkten: Psychiatrie, Psychosomatik, Pädiatrie, Neurologie, Handtherapie
- Von 1990 bis 1998 Bundesvorsitzende des Deutschen Verbandes der Ergotherapeuten e.V.
- Mitherausgeberin neben U. Steding-Albrecht und P. Jehn des Grundlagenwerkes „Ergotherapie Lehrbuch – Vom Behandeln zum Handeln" (Thieme, 5. Auflage 2015)

Clara Scheepers-Assmus

Konzentrative Bewegungstherapie (KBT) und Ergotherapie

„Weißt du, was du willst,
oder spürst du, was du brauchst?"

Bibliografische Information der Deutschen Nationalbibliothek
Die Deutsche Nationalbibliothek verzeichnet diese Publikation in der Deutschen Nationalbibliografie; detaillierte bibliografische Daten sind im Internet über http://dnb.d-nb.de abrufbar.

Besuchen Sie uns im Internet: www.schulz-kirchner.de

1. Auflage 2016
ISBN 978-3-8248-1157-1
eISBN 978-3-8248-9972-2
Alle Rechte vorbehalten
© Schulz-Kirchner Verlag GmbH, 2016
Mollweg 2, D-65510 Idstein
Vertretungsberechtigte Geschäftsführer:
Dr. Ullrich Schulz-Kirchner, Nicole Haberkamm
Umschlagfoto: Dr. Hans Assmus
Fachlektorat: Reinhild Ferber
Lektorat: Doris Zimmermann
Umschlagentwurf und Layout: Petra Jeck
Druck und Bindung:
medienhaus PLUMP GmbH, Rolandsecker Weg 33, 53619 Rheinbreitbach
Printed in Germany

Die Informationen in diesem Werk sind von der Verfasserin und dem Verlag sorgfältig erwogen und geprüft, dennoch kann eine Garantie nicht übernommen werden. Eine Haftung der Verfasserin bzw. des Verlages und seiner Beauftragten für Personen-, Sach- und Vermögensschäden ist ausgeschlossen.

Alle Rechte an diesem Werk liegen beim Verlag. Das Werk darf in keiner Weise – auch nicht auszugsweise – ohne schriftliche Genehmigung des Verlages reproduziert oder unter Verwendung elektronischer Systeme verarbeitet, vervielfältigt oder verbreitet werden.

Inhaltsverzeichnis

Geleitwort 7
Danksagung 9
Vorwort 11

1 Entwicklung und Geschichte 13
1.1 Entwicklungsgeschichte der Konzentrativen Bewegungstherapie (KBT) .. 15
1.2 Meilensteine der ergotherapeutischen Geschichte................................. 17

2 Definition und Grundbegriffe der KBT... 21
2.1 Definition der KBT... 23
2.2 Wichtige Grundbegriffe der KBT 24
    2.2.1 Körperselbst, Körperbild, Körpererfahrung 24
    2.2.2 Symbolisierung 28
    2.2.3 Entwicklung vom ICH zum SELBST................................... 32
    2.2.4 SELBST-Bestimmung 34
    2.2.5 Dialogischer Prozess 35

3 Definition und Grundbegriffe der Ergotherapie (ET) 39
3.1 Definition ET 41
3.2 Rechtliche Grundlagen.. 41
3.3 Grundbegriffe der ET 43
    3.3.1 Begriffe aus der Definition 43
    3.3.2 Begriffe zu Methoden im psychosozialen Kontext................. 45
    3.3.3 Begriffe zum Ziel der ET... 46
3.4 Verhältnis der Grundbegriffe von KBT und ET zueinander................... 48
    3.4.1 Bedeutung von Gegenständen, Medien in der ET und KBT 50
    3.4.2 Klientenzentrierung 51
    3.4.3 Körperzentrierung 52

4 Philosophische Grundannahmen und Menschenbild 55
4.1 Philosophische Grundannahmen der KBT 57
4.2 Philosophische Grundannahmen der ET 60
    4.2.1 Philosophische Grundannahmen und ergotherapeutische Modelle.. 61
4.3 Das eigene berufliche Selbstverständnis und Menschenbild................... 63
4.4 Menschenbild und therapeutische Beziehung................................... 64
4.5 Menschenbild und ethische Verantwortung 66
4.6 Zusammenfassung 66

5 Kerntheorien 69
5.1 Kerntheorien der KBT 71
    5.1.1 Die Bedeutung von Eriksons Entwicklungstheorie für die KBT 72
    5.1.2 Entwicklungsmodell nach Piaget.. 74
    5.1.3 Säuglingsforschung 76

	5.1.4	Einfluss der Objektbeziehungstheorie	78
	5.1.5	Einfluss der strukturbezogenen Psychotherapie.........................	78
	5.1.6	Bedeutung der Neurowissenschaften	79
5.2	Kerntheorien der ET		80
5.3	Zusammenfassung		83

6 Wirkfaktoren 85

6.1	Wirkfaktoren der KBT		87
	6.1.1	Die spezifische Methodik als Wirkfaktor	87
	6.1.2	Wirkfaktor „Patientin" – oder warum gelingt es mit einigen besser?...	89
	6.1.3	Die Voraussetzungen der KBT-Therapeutin für wirksames Handeln	90
	6.1.4	Wirkfaktoren „Raum und Gegenstände"...................................	90
6.2	Wirkfaktoren der ET		91
	6.2.1	Änderungsprozesse als Wirkfaktoren...	91
	6.2.2	Wirkfaktor „bedeutungsvolle Betätigung"	94
	6.2.3	Wirkfaktor „Klientenzentrierung" im Rahmen der therapeutischen Beziehung...	94
6.3	Vergleich der Wirkfaktoren		95

7 Berufliches Rollenselbstverständnis... 99

8 Diagnostik.. 105

8.1	Diagnostik in der KBT...		109
	8.1.1	KBT-Dokumentationsinstrumente	110
	8.1.2	Dokumentation der Ressourcen	112
	8.1.3	Beispiele für KBT-Angebote in der Eingangsdiagnostik.............	114
	8.1.4	Leitfaden zur Eingangsdiagnostik in der KBT	120
8.2	Diagnostik in der ET		129
	8.2.1	Ergotherapeutisches Erstinterview	130
	8.2.2	Diagnostikmanuale der ET	132
8.3	KBT- und ET-Diagnostik im Vergleich		134

9 Das Zusammenwirken von KBT und ET 137

9.1	Gemeinsame Ziele von KBT und ET		139
9.2	Auftragsklärung zwischen KBT und ET		140
9.3	Erweiterung der therapeutischen Grundhaltung		143
9.4	KBT-Einflüsse im Rahmen der ET		145
	9.4.1	KBT-Ansätze in der Psychiatrie	145
	9.4.2	KBT-Ansätze in der Arbeit mit Kindern.....................................	148
	9.4.3	KBT-Ansätze bei Patienten mit neurologischen Erkrankungen ...	149
	9.4.4	KBT-Ansätze bei motorisch funktionellen Erkrankungen............	151

10 Abschließende Gedanken und Schlussfolgerung 153
11 Literatur 157

Geleitwort

Wenn das hier vorliegende Buch von Clara Scheepers-Assmus nicht geschrieben worden wäre, hätte es dringend in Auftrag gegeben werden müssen.

Zunächst aus vorwiegend berufspolitischen Gründen wurde in den letzten Jahrzehnten das therapietheoretische Behandlungskonzept auch in den führenden psychosomatischen Abteilungen von einer vorwiegend psychoanalytisch-tiefenpsychologischen Orientierung in sogenannte Integrative Behandlungsmodelle verändert, d.h.: dem Zeitgeist entsprechend in mehr pragmatische, zielgerichtete, der Lerntheorie folgende Konzepte. Dies brachte vor allem zu Beginn dieser grundlegenden Veränderung zahlreiche therapeutische Teams und die jeweiligen Therapeuten in erhebliche Orientierungskonflikte. Das große Verdienst dieses Buches ist es nun, dieser Realität in einer konstruktiven Form Rechnung zu tragen. In fundiert theoretischer und praktischer Form, ohne kritische Punkte auszulassen, setzt sich die Autorin mit dem Aufeinandertreffen lerntheoretischer, pädagogischer und tiefenpsychologisch-psychoanalytischer Konzepte auseinander. Überzeugend versucht sie, die gegenseitigen Chancen der jeweiligen Methoden herauszuarbeiten.

Historisch gesehen hat sich die Konzentrative Bewegungstherapie (KBT) mit Elsa Gindler in den 20er Jahren des vorigen Jahrhunderts vom kollektiven Übungsziel im Sinne eines Anpassungsprozesses von der Ideologie des Deutschen Gymnastik-Bundes abgegrenzt. Sie entwickelte eine Methode der freien inneren und äußeren Bewegungsassoziation. Der Züricher Psychoanalytiker und Ethnopsychoanalytiker Paul Parin hat sich erstmals mit dem Phänomen unbewusster Anpassungsprozesse beschäftigt. Er geht davon aus, dass unbewusste Anpassung dringend im analytischen Prozess einbezogen werden muss. Bewusste Anpassung an die äußere soziale Realität (so verstehe ich einen Großteil der therapeutischen Konzepte der Ergotherapie) ist jedoch nach Parin nicht Gegenstand der Analyse.

Die Autorin erläutert in dem hier vorliegenden Buch, an welchen Stellen beide Methodenstränge, Ergotherapie und Konzentrative Bewegungstherapie, voneinander profitieren können. Die Pädagogik und Verhaltenstherapie hat ausgesprochen oder unausgesprochen erkannt, dass zielgerichtete lerntheoretische Vorgaben ohne Einbezug von psychoanalytischer Entwicklungspsychologie, Widerstand und Übertragung als unbewusste Prozesse deutlich an ihre Grenzen kommen. Die Psychoanalyse, hat sie auch explizit keine Anpassungsziele, berücksichtigt inzwischen auch die Notwendigkeit, die Ergebnisse des Bewusstwerdungsprozesses in die reale Handlungswelt umzusetzen. Es gibt eben auch im psychoanalytisch-tiefenpsychologischen Therapieprozess oft unausgesprochen vom Patienten und Analytiker gewünschte Behandlungsziele.

Das Buch gibt Mitgliedern psychoanalytisch-psychotherapeutischer Teams, aber auch niedergelassenen Therapeuten erstmals in dieser praxisnahen und theoretisch fundierten Form die Möglichkeit, die unterschiedlichen Therapieansätze zu verbinden. Die Ausführungen der Autorin sind auch ein Plädoyer für das Einbeziehen der Konzentrativen Bewegungstherapie in das Ausbildungscurriculum der Ergotherapie. Der im Grundberuf ergotherapeutisch Tätige wird dazu beim Umgang mit dem Patienten neue Gesichtspunkte einbeziehen können.

Dem Buch ist uneingeschränkt weite Verbreitung zu wünschen.

Prof. Dr. med. Hans Becker
Facharzt für psychotherapeutische Medizin
Psychoanalyse

Heidelberg, März 2015

Danksagung

Der persönliche Reifungsprozess im beruflichen Spannungsfeld zwischen Konzentrativer Bewegungstherapie (KBT) und Ergotherapie (ET) ist ohne Menschen, die mich auf diesem Weg gefordert, beflügelt, ermutigt und manchmal auch gespiegelt haben, nicht denkbar.

In erster Linie sind es die Patienten, auf deren Geschichte ich teilweise in dieser Arbeit zurückgreifen konnte. Ich bin ihnen dankbar, dass sie mir im Rahmen des gemeinsamen therapeutischen Weges so viele Erfahrungen ermöglichten.

Auf dem Weg in die Konzentrative Bewegungstherapie waren zunächst Prof. Hans Becker, Anneliese Budjuhn und Renate Schwarz für mich wegweisend. Der regionale KBT-Arbeitskreis ist seit langen Jahren freundschaftlicher Boden, auf dem offen und kämpferisch die notwendige Auseinandersetzung mit der KBT oder für den DAKBT geführt wurde. Für diese „Beheimatung", die sich auch in der Supervisionsgruppe um Christine Gräff fortsetzte, bin ich sehr dankbar.

Innerhalb des Deutschen Arbeitskreis Konzentrative Bewegungstherapie (DAKBT) ist seit 2009 das Ringen im Arbeitskreis Diagnostik um eine KBT-spezifische Diagnostik ein konstruktiver Prozess, in dem ich viel gelernt habe, was sich auch in dieser Arbeit niederschlägt. Christine Gräff danke ich zunächst für die nachhaltige Ermutigung, mich auf den Weg zur Lehrbeauftragten zu begeben. Darüber hinaus war mir ihre wohlwollende Kritik und Begleitung in diesem Prozess sehr hilfreich und wertvoll.

Ulrike Schmitz lernte ich zunächst im Arbeitskreis Diagnostik schätzen, ihre konkreten, förderlich-kritischen Eingaben und Hilfestellungen zu dieser Arbeit halfen mir, den Blick zu lenken.

Am Ende dieser Arbeit danke ich den Kolleginnen Kornelia Lieperz, Dagmar Schuh und Christina Drücke für das Korrektiv aus ergotherapeutischer und psychodynamischer Sicht und der Lektorin Veronika Licher wie auch dem Schulz-Kirchner Verlag, im Besonderen Reinhild Ferber und Doris Zimmermann für die mühselige Endkorrektur.

Besonderer Dank gebührt meinem Mann, Hans Assmus, für seine Nachsicht und Geduld während der Entstehungsphase des Buches, aber auch für seine eigenen kritischen Anmerkungen bei der Korrektur dieser Lektüre.

Clara Scheepers-Assmus

Um die Sprache genderneutral sowie auch leichter lesbar zu halten, wurde in der Regel im Singular die feminine und im Plural die maskuline grammatische Form verwendet. Es sind aber immer beide Geschlechter angesprochen.

Vorwort

Im Deutschen Arbeitskreis für Konzentrative Bewegungstherapie (DAKBT) schließen sich viele Angehörige pädagogischer Berufe und des Gesundheitswesens zusammen mit dem Ziel, die Konzentrative Bewegungstherapie (KBT) als körperpsychotherapeutische Methode zu erlernen, als Behandlungsmaßnahme zu nutzen, zu lehren oder sie in der Selbsterfahrung und Prävention einzusetzen. Die Vielfalt der Grundberufe zeugt von einer lebendigen Basis. Ihre Erfahrungen, Bezugstheorien und ersten wissenschaftlichen Untersuchungen hemmen möglicherweise aber auch die Bildung einer eigenen KBT-Berufsdisziplin und die Anhebung des Ausbildungsniveaus analog den verbalen Psychotherapieformen. Bislang wurde die Vielfalt der mitwirkenden Berufe nicht offen infrage gestellt. Es stellt sich aber die Frage, ob und wenn ja in welcher Weise die einzelnen Berufsgruppen die KBT beeinflussen, formen oder weiterentwickeln (können) oder welchen Beitrag die KBT als spezifische Behandlungsmaßnahme für Teile einer Berufsgruppe zu leisten vermag.

Als Ergotherapeutin und KBT-Therapeutin mit über 30-jähriger Erfahrung in diesen beiden Bereichen sowie in der Berufspolitik ist mir die sinnvolle Verknüpfung der KBT als Weiterbildung mit der Ergotherapie als Grundberuf ein lebenslanges Anliegen geworden. Insgesamt sind derzeit über 20 Ergotherapeuten im DAKBT organisiert. In der Zusammenarbeit mit Physiotherapeuten, Pädagogen, Psychologen erweckt sich mir der Eindruck, dass meiner ergotherapeutischen Sichtweise eine andere Grundprägung vorausging, die in der KBT teilweise zu anderen Schlüssen und Behandlungsansätzen führte.

Ich bin mit Leib und Seele beides – Ergotherapeutin und KBT-Therapeutin. Dennoch hat die KBT meine persönliche und berufliche Entwicklung nachhaltig beeinflusst und bereichert. Die Ergotherapie schuf jedoch den beruflichen Grund und Boden, nicht nur mit der Möglichkeit der Existenzsicherung, sondern auch der Orientierung an realen Lebens- und Handlungsfeldern.

In den letzten beiden Jahrzehnten meiner Tätigkeit war die KBT oft das Mittel der Wahl in der Behandlung psychisch erkrankter Menschen. Zunehmend flossen Aspekte der Selbstwahrnehmung, der Achtsamkeit mit sich selbst, dem Verstehen zwischenmenschlicher Zusammenhänge und Entwicklungsprozesse auch in andere Behandlungsbereiche z. B. mit neurologischen Patienten, Jugendlichen und Kindern ein und erzielten positive Resonanz. Dennoch spürte ich oft, dass in mir zwei Rollenvorstellungen korrespondierten und manchmal auch kollidierten. Die damit verbundene geteilte Aufmerksamkeit, einerseits auf den ergotherapeutischen Auftrag, andererseits auf die Vorstellung, welche psychodynamischen Ursachen und daraus resultierenden Verhaltensmuster ich aus KBT-spezifischer Sicht zu verfolgen suchte, erzeugte eine gewisse Reibung.

Ziel dieses Buches ist es NICHT, das Berufsbild der Ergotherapie mit der Weiterbildung der KBT zu vergleichen. Vielmehr soll herausgearbeitet werden, welche

Vorwort

Grundlagen und Prägungen in den beiden Bereichen vorliegen, welche miteinander kompatibel sind, sich befruchten oder aber sich behindern können. Mit einigen praktischen Beispielen sollen die Prägungen verdeutlicht oder dargestellt werden.

Die Intention zu dieser Arbeit führte zur Auseinandersetzung mit Fragen wie:
- Welche Prägungen besitzen Ergotherapeuten und KBT-Therapeuten aus ihrer jeweiligen Geschichte heraus?
- Welche theoretischen Grundannahmen – welche philosophischen Grundgedanken prägen ihr Handeln? Auf welchen Kerntheorien bauen beide auf, welche Wirkfaktoren werden sichtbar?
- Sind die jeweiligen Grundannahmen hilfreich für die KBT und Ergotherapie und spiegeln sie sich im Rollenselbstverständnis wider?

Dieser ersten theoretischen Auseinandersetzung mit den Fragen folgt eine pragmatische Umsetzung in der Diagnostik und einigen methodischen Ansätzen:
- Wie können die beiden Therapien zusammenwirken und wo ist eine klare Trennung vonnöten sowie
- Lässt sich ein Auftrag an die Ergotherapie durch eine KBT realisieren?

Diese Arbeit markiert sowohl eine persönliche wie auch berufsspezifische Auseinandersetzung mit dem eigenen Berufs- und Rollenselbstverständnis zwischen KBT und Ergotherapie. Persönlich habe ich die beiden Bezugsfelder als sich befruchtend erlebt und hoffe, dass meine Analyse dieses auch unterstreicht.

Kapitel 1

Entwicklung und Geschichte der Konzentrativen Bewegungstherapie (KBT)

> Kann die Entwicklungsgeschichte eines Berufes das berufliche Selbstverständnis prägen? Ja, sie kann, wenn diese Geschichte durch Menschen verkörpert wird, die durch ihre Lehren, Schriften, Taten sich als Vorbild zur Verfügung stellen. Menschen, die es geschafft haben, durch ihr berufliches Handeln zu überzeugen, hinterlassen Spuren, geben Orientierung, bleiben lebendig.
>
> Die Entwicklungsgeschichte eines Berufes ist zugleich auch ein Zeitzeugnis und muss aus den historischen Umständen ihrer Entstehungszeit verstanden werden.

1.1 Entwicklungsgeschichte der Konzentrativen Bewegungstherapie (KBT)

Die meisten KBT-Autoren sehen die Wurzeln ihrer Methode in den körperorientierten Ansätzen der Psychotherapeuten Wilhelm Reich, Georg Groddeck und Sandor Ferenczi (DAKBT, 2014, S. 11).

Auch Psychoanalytiker um Alexander Mitscherlich suchten nach erweiterten/neuen Therapiekonzepten, da die klassischen rein verbalen analytischen Ansätze bei vielen psychosomatischen Erkrankungen häufig nicht fruchteten.

Ein unübersehbarer Einfluss bis heute wird jedoch der Gymnastiklehrerin Elsa Gindler (1885-1961) zugesprochen. Im frühen 20. Jahrhundert entwickelte sie aus dem deutschen Gymnastikbund heraus neue Ansätze der Bewegungsschulung. Mit ihrem Interesse an einem ganzheitlichen – nicht nur ästhetisch, harmonisch oder funktional mechanistischen – Menschenbild regte sie an, erfahrbereit in die eigenen Bewegungen hineinzuhorchen, den inneren Regungen, dem Erspüren der Schwerkraft, des Atems und der Bewegungsimpulse zu lauschen. Unter *Konzentration* und *Bewusstheit* verstand sie, wie Wachheit und Bereitschaft den Einsatz der Kräfte intensivieren und zugleich schonen, wenn sich Beweglichkeit und die Fähigkeit zu reagieren im rhythmischen Wechsel vollziehen, und wie Entspannung und Spannung im Zusammenhang mit der Schwerkraft stehen (Cserny & Paluselli, 2006, S. 34).

Ihre konkrete Bewegungs- und Wahrnehmungsarbeit mit unzähligen Schülern korrespondierte zeitgleich mit den pädagogischen Ansätzen und experimentellen Verhaltensbeobachtungen von Heinrich Jacoby zu naturgegebenen, zweckmäßigen Verhaltensweisen sowie schöpferischen Möglichkeiten durch empfangs-, kontakt- und reagierbereites Verhalten (vgl. Abschnitt 4.1). Beide befruchteten sich in ihrer Arbeit.

Viele Schülerinnen und einige Schüler griffen Gindlers Vorgehensweise auf. Einige von ihnen wanderten nach Hitlers Machtergreifung aus und entwickelten das Vorgehen in anderen Ländern weiter. So propagierte Charlotte Selver in den USA die Methode als „Sensory Awareness". Eine weitere Schülerin, die Beschäftigungs- und Tanztherapeutin Gertrud Heller, brachte nach dem Krieg aus England diese Form

1 Entwicklung und Geschichte

der inneren Bewegungs- und Haltungsschulung wieder mit. Der Psychoanalytiker Helmut Stolze lernte sie bei ihr kennen und führte sie gemeinsam mit ihr bei den Lindauer Psychotherapiewochen ein. Durch die jährliche Präsenz bei den Lindauer Psychotherapiewochen etablierte sich die KBT und konkurrierte mit anderen körperpsychotherapeutischen Verfahren. Helmut Stolze selbst gab ihr nach vierjähriger Erprobung in seiner eigenen Praxis den Namen „Konzentrative Bewegungstherapie". Die KBT bewährte sich in den folgenden Jahren schnell in verschiedenen psychosomatischen Kliniken. Aus der Heidelberger Universitätsklinik für Psychosomatik berichteten schon in den 90er Jahren Patienten, welchen direkten nachhaltigen Einfluss die KBT auf sie hatte. Im Wesentlichen wurde sie deutschlandweit durch mutige Pionierinnen und Pioniere im klinisch-psychosomatischen Bereich angewandt. Zur ersten prägenden Generation zählen dabei u. a. Miriam Goldberg, Christine Gräff, Ursula Kost, Elga Diltey, Lucie Lentz und Erich Franzke. Viele weitere KBT-Kolleginnen z. B. aus den Bereichen der Krankengymnastik, Pädagogik, Ergotherapie begannen die psychosomatischen Konflikte aus der Körperperspektive zu betrachten und zu behandeln. Sie experimentierten in ihrem klinischen Umfeld und entwickelten die Methode weiter, ohne sich zunächst auf eine bestimmte tiefenpsychologische Theorie zu beziehen.

Erst die Grundlagenbücher von Helmut Stolze wie auch Hans Becker ordneten die KBT eindeutig dem psychotherapeutischen Kontext zu und gaben der Methode eine erste theoretische Fundierung. Die oben genannten Pionierinnen folgten bald mit eigener Literatur, mit der sie das Wesen und die Möglichkeiten der KBT in Worte fassten. Die heutige Literatur zur KBT spiegelt das weite Spektrum körpertherapeutischer Einflussnahme auf die verschiedenen psychosomatischen und psychiatrischen Phänomene und Krankheitsbilder wider.

Ein Meilenstein der KBT-Geschichte war der 1975 auf Initiative von Ursula Kost gegründete informelle Arbeitskreis, der 1977 als „Deutscher Arbeitskreis für Konzentrative Bewegungstherapie" eingetragen wurde.

Der DAKBT als Verein, mit einer noch relativ jungen, fast 40-jährigen Geschichte, hat sich zum Ziel gesetzt, die KBT-Weiterbildung zu organisieren und inhaltlich/strukturell qualitativ weiterzuentwickeln. Für die Weiterbildung verantwortlich sind im Verein das Lehrbeauftragten-Gremium sowie in Absprache mit dem Vorstand der Weiterbildungsausschuss. Aus dem Lehrbeauftragten-Gremium heraus wird jährlich das Weiterbildungsprogramm für die Weiterbildungskandidaten erstellt. Derzeit besitzt der DAKBT eine Monopolstellung für die Ausrichtung der KBT-Weiterbildung.

Der Verein richtet jährlich eine internationale KBT-Fachtagung aus, zu der KBT-Therapeuten aus Österreich, der Schweiz, aus Tschechien und Deutschland kommen.

Eine herausragende Bedeutung für die Implementierung der KBT im Forschungssektor kommt der Forschungsgruppe um Karin Schreiber-Willnow und Klaus Seidler zu. Jährlich organisiert sie eine Forschungswerkstatt, in der eine kritische Auseinandersetzung mit den Grundlagen der KBT erfolgt. Die Ergebnisse werden in der verbandseigenen Zeitschrift veröffentlicht.

Die KBT wird als körperpsychotherapeutisches Verfahren einzel- und gruppentherapeutisch in vielen Fachkrankenhäusern für psychiatrische und psychosomatische Rehabilitation sowie in ambulanten Praxen verschiedener Berufsdisziplinen kurativ und präventiv angewandt. Im klinischen Bereich unterstützt sie gemeinsam mit anderen kreativen, musik- und sporttherapeutischen Behandlungen die verbalen Psychotherapieverfahren. Die in Klinik und Praxis unterschiedlichen Diagnose-Schwerpunkte erfordern auch eine deutliche Anpassung der KBT-Behandlungsansätze, was sich in der Literatur z. B. von Evelyn Schmidt (2006) und Ulrike Schmitz (2004) deutlich widerspiegelt.

In den kommenden Jahren wird es um grundsätzliche Fragestellungen der Einordnung der KBT in der psychotherapeutischen Landschaft gehen. Wird sie eine Sektion im Gesamtbereich der Körperpsychotherapie werden und kann sie dabei ihre Eigenständigkeit, ihr Profil bewahren? Welche bildungspolitischen Wege müssen gegangen werden, um das Überleben zu sichern?

1.2 Meilensteine der ergotherapeutischen Geschichte

Die Ergotherapie hat in den letzten beiden Jahrzehnten einen großen Entwicklungsprozess durchlaufen. Die Professionalisierungsbemühungen um eine Anhebung des Bildungs- und Qualitätsniveaus sowie die Modernisierung der Ergotherapie führten zur Auseinandersetzung mit amerikanischen oder angelsächsischen Ergotherapie-Modellen und letztlich zu einem Paradigmenwechsel. Der bisherige Kernpunkt war die Entwicklung, Wiedererlangung oder Bewahrung von Selbstständigkeit im Alltag. Das Grundverständnis der deutschen ergotherapeutischen Profession basiert historisch u. a. auf folgenden Meilensteinen:
- Entwicklung der Arbeitstherapie in Psychiatrien (ca. 1920)
- Das englische Rote Kreuz initiierte eine beschäftigungstherapeutische Rehabilitation von Kriegsversehrten (1945) und begründete einen ersten schulischen Lehrgang für Beschäftigungstherapie (BT)
- Aufbau der ersten BT-Schulen und Entwicklung verschiedener beschäftigungstherapeutischer Fachbereiche in der Chirurgie, Orthopädie, Rheumatologie, Psychiatrie, Pädiatrie, Neurologie, Geriatrie von 1954–1976
- Gründung des Berufsverbandes 1954
- 1977 erstes bundesweit gültiges Gesetz über den Beruf des Beschäftigungs- und Arbeitstherapeuten
- 1978 leistungsrechtliche Anerkennung ambulanter beschäftigungs- und arbeitstherapeutischer Leistungen durch die Krankenkassen
- 1990 Aufnahme der „psychisch-funktionellen Behandlung" in den Leistungskatalog
- 1996 Integration des Deutschen Verbandes der Ergotherapeuten in übergeordnete nationale Heilmittelverbände

1 Entwicklung und Geschichte

- Ab 1998 zunehmende Einrichtung von Fachhochschul-Studiengängen mit dem Abschluss „Bachelor of Health"
- 2000 Gesetzliche Anerkennung der Berufsbezeichnung „Ergotherapie"
- 2004 Neuauflage des Indikationskataloges Ergotherapie für den ambulanten und stationären Bereich
- 2004 Veröffentlichung eines Berufsprofils (DVE, 2004) mit einer neuen übergeordneten Berufsdefinition für alle Fachbereiche
- 2005 Erster Masterstudiengang für Ergotherapie, Logopädie und Physiotherapie an der FH Hildesheim

Seit 2005 werden zunehmend neue Ergotherapie-Studiengänge eingerichtet, dies hat auch die Berufung von Professoren für Ergotherapie zur Folge. Zeitgleich bestehen ca. 180 Berufsfachschulen für Ergotherapie, sodass insgesamt jährlich zwei- bis dreitausend neue Ergotherapeuten auf den Markt strömen. Noch ist nicht abzusehen, ob sich die Berufsgruppe der Ergotherapeuten aufspaltet in „Theoretiker" und „Praktiker". Während viele Berufsfachschulabsolventen sich tendenziell über das Erlernen von fachspezifischen Methoden (Bobath, Perfetti, Gestaltungstherapie, Achtsamkeitsmethoden) weiter qualifizieren, befürworten die Bachelor-Absolventen eine neue inhaltliche Ausrichtung durch einen Paradigmenwechsel mittels der Anbindung an angelsächsische Theoriemodelle. Diese inhaltliche Weiterentwicklung wurde Anfang des 21. Jahrhunderts stark durch amerikanische, kanadische, australische und nordeuropäische wissenschaftliche ergotherapeutische Literatur und Modelle beeinflusst. Durch die internationalen Netzwerke wie den Weltverband für „Occupational Therapists" (WFOT) sowie den europäischen Ergotherapie-Verband Council for Occupational Therapists in the European Countries (COTEC) konnten Pioniere der dort aufstrebenden Ergotherapie-Wissenschaften gewonnen werden, die nun auch in Deutschland ihr Wissen weitergaben und eine nächste Generation von überzeugten Ausbildern und Fachleuten hervorbrachten. Die aktuellen Veröffentlichungen in den Fachzeitschriften und Fachbüchern – insbesondere durch viele junge Bachelor-Absolventen, aber auch von zahlreichen herausragenden erfahrenen Fachkollegen – demonstrieren heute neben methodischen Weiterentwicklungen den Paradigmenwechsel und ein neues starkes Selbstbewusstsein für die spezifischen ergotherapeutischen Belange.

Die Entwicklung der klinisch-psychiatrischen Ergotherapie tendierte in den letzten Jahren weg von den Schwerpunkten kreativer, handwerklicher und kognitiver Übungsbehandlung hin zu alltagsbezogenen, achtsamkeitsbasierten und kompetenzfördernden Maßnahmen. Zunehmend fordern Klienten selbst ein, dass sich die Auswahl der Aktivitäten und Angebote an ihrem persönlichen Lebensfeld orientieren und sie zur selbstständigen Wiederaufnahme ihres Lebens befähigen soll.

Die Ursprünge der deutschen ET wie auch der KBT gehen auf die Zeit der 20er Jahre des 20. Jahrhunderts zurück. Der Anstoß zur Entwicklung einer Berufsform ist für die Ergotherapie den englischen Kolleginnen nach dem 2. Weltkrieg zu verdanken. Der Rehabilitationsgedanke mit vielfältigen Behandlungsformen der Beschäftigungstherapie (so die Bezeichnung bis 1999) konnte sich im Gesundheitswesen

Entwicklung und Geschichte 1

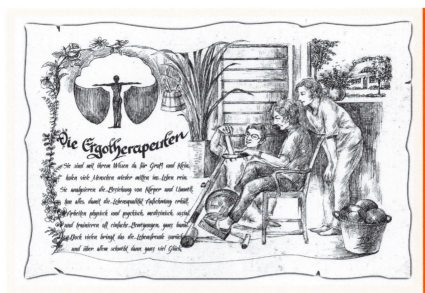

Das abgebildete „Ergo-Wappen" könnte beispielhaft für das alte Bild der Ergotherapie in unserer Gesellschaft stehen

Quelle: Althistorischer Markt Heidelberg

mit dem Aufbruch in die goldenen Wirtschaftszeiten deutlich besser behaupten. Da in dieser Zeit die Krankenkassen zunehmend stärker miteinander konkurrierten, konnte ein breites Angebot an Heilmittelmaßnahmen durch die verschiedenen Berufsstände ausgehandelt werden. Die Erhöhung der Attraktivität des Berufes, nicht zuletzt durch die Aktivitäten des Berufsverbandes, des Verbandes der Ergotherapie-Schulen und nun auch im Hochschulsektor, lässt nachvollziehen, warum inzwischen ca. 40 000 Ergotherapeuten auf dem Arbeitsmarkt sind.

Die „sanftere" Heilmethode der KBT hatte es von Anfang an schwerer, sich einen eigenen Platz im Gesundheitswesen zu erobern. Nicht nur nach außen musste sie sich gegen ähnliche Verfahren oder die verbale Psychotherapie abgrenzen. Auch nach innen in der Nachwuchspflege hatte sie aufgrund der relativ hohen Ausbildungskosten zeitweise erhebliche Probleme, regelmäßige Weiterbildungsgruppen zu etablieren. Dennoch besteht innerhalb des Vereines eine hohe Kohärenz für eine gemeinsame Behandlungsform, die alle Mitglieder in ihrer Achtsamkeit auch für sich selbst bis ins hohe Alter beseelt.

Kapitel 2

Definition und Grundbegriffe der KBT

Zu Beginn werden Grundbegriffe, die sich aus den nachfolgenden Definitionen ableiten lassen, aber auch in den Standardwerken von KBT und Ergotherapie wiederzufinden sind, herausgefiltert, kurz umrissen, um sie dann in einen gemeinsamen oder differenzierenden Kontext stellen zu können.

2.1 Definition der KBT

> Die Konzentrative Bewegungstherapie (KBT) ist eine körperorientierte, psychotherapeutische Methode. Sie nutzt Wahrnehmung und Bewegung als Grundlage von Erfahrung und Handeln. Unmittelbare Sinneserfahrungen werden verbunden mit psychoanalytisch orientierter verbaler Bearbeitung. Basis dafür sind entwicklungspsychologische, tiefenpsychologische und lerntheoretische Denkmodelle. Durch die Hinwendung auf das eigene Erleben – einfühlend und handelnd – werden Erinnerungen belebt, die sich körperlich in Haltung, Bewegung und Verhalten ausdrücken. Wesentlich ist dabei im Unterschied zu anderen psychotherapeutischen Verfahren, dass Körperliches die Grundlage und das Beziehungsfeld für individuell-eigengesetzliche physische, psychosomatische und psychische Abläufe bildet. Dadurch werden die aktualisierten Inhalte sowie die Problematik konkret erfahr- und begreifbar.
>
> *Quelle: Auszüge aus dem Jahresprogramm des Deutschen Arbeitskreises für Konzentrative Bewegungstherapie 2014, S. 9.*

Die KBT wird als körperpsychotherapeutisches Verfahren in klinischen und ambulanten Bereichen im Einzel- und Gruppensetting angewandt. Nicht nur kurativ, sondern auch präventiv wird sie u. a. in der Erwachsenenbildung, in Beratungsstellen, als Selbsterfahrungselement in der Aus- und Weiterbildung und nicht zuletzt für bestimmte Zielgruppen zur Verbesserung der sogenannten „Work-Life-Balance" angewandt.

Ihre Anwendung setzt eine Weiterbildung und Zertifizierung durch den Deutschen Arbeitskreis für Konzentrative Bewegungstherapie (DAKBT e.V.) voraus. Voraussetzung für den Erwerb dieser Weiterbildung kann u. a. die Ausbildung in einem Heilmittelberuf wie z. B. Ergotherapie sein.

> **Ergänzende KBT-Definition der Autorin:**
> Durch das konzentrative Erspüren und Wahrnehmen der Bewegung im und mit dem eigenen Körper sollen basale ICH-Erfahrungen aktiviert und im aktuellen Kontext mit bedeutsamen Beziehungserfahrungen verknüpft werden. Im Kontakt mit anderen Menschen, realen oder symbolhaft besetzten Gegenständen im Raum wird die Erfahrungsbereitschaft gefördert, eigene unbewusste Bewegungsmuster und Handlungsimpulse wahrzunehmen und zu lernen, ihre begleitenden Gefühle, Affekte und Erinnerungen zuzuordnen. Das Erspüren der im Körperselbst verankerten seelischen Grunderfahrungen soll konflikthaftes Geschehen in Beziehungen und der eigenständigen Lebensbewältigung entschlüsseln helfen. Die sprachliche Umsetzung der reaktivierten affektbesetzten Erfahrungen ermöglicht den notwendigen Symbolisierungsprozess für deren Integration in das Bewusstsein. Prospektiv können dabei neue SELBST-bestimmte Ansätze und Intentionen zur Selbstständigkeit und Teilhabe im Leben entwickelt werden.

Während die Definition des DAKBT stärker die theoretischen Denkmodelle und Wirkansätze verdeutlicht, versucht die persönliche Definition den therapeutischen Prozess von der körperlichen Ich-Erfahrung zur Selbst-Bestimmung zu umreißen.

2.2 Wichtige Grundbegriffe der KBT

Mit den folgenden Grundbegriffen aus der persönlichen Definition wird beschrieben, was das Vorgehen in der KBT handlungsleitend, zielorientiert und individuell bestimmen kann. Dabei werden hier keine krankheitsspezifischen oder diagnostischen Grundlagen berücksichtigt, d. h., das modifizierte Vorgehen bei bestimmten Diagnosen entfällt an dieser Stelle, muss aber im konkreten Fall selbstverständlich berücksichtigt werden.

2.2.1 Körperselbst, Körperbild, Körpererfahrung

Die nachfolgenden Unterpunkte gehören für die Entwicklung und Ausprägung von Körperselbst, -bild und -erfahrung untrennbar zusammen:

- Basale ICH-Erfahrungen
- Bedeutsame Beziehungserfahrungen
- Körperliche Selbstwahrnehmung und -erfahrung
- Bewegung und Ausdruck, Körperphänomene
- Von unbewussten Bewegungsansätzen bis hin zu bewussten Bewegungen
- Handlungsimpulse
- Von blockierten Bewegungsmustern zur freien Bewegungskoordination
- Gefühle, Affekte und Erinnerungen
- Konzentratives Erspüren
- Erfahrungsbereitschaft, Achtsamkeit
- Integration der Sinne
- Berührung
- Lernen

Basale Ich-Erfahrungen, z. B. im Loslassen des eigenen Gewichtes auf eine Unterlage, im sinnlichen Erspüren und Differenzieren von taktilen Eindrücken, tragen dazu bei, das Körperbild neu zu besetzen. Die **körperliche Selbstwahrnehmung** z. B. im Liegen, Sitzen, Stehen und Gehen, im Umgang mit Gegenständen und Partnern, im konzentrativen Erspüren und Reflektieren von inneren Resonanzbewegungen, Vorstellungen und Gefühlen ist bedeutsam für die Arbeit am **Körperbild** und damit wichtig für die Entwicklung eines neuen Selbstverständnisses. Die Entwicklung der Fähigkeit zur Selbstwahrnehmung gilt als grundlegend für anzustrebende Reifungs- und Entwicklungsprozesse. Alan Fogel (2013, S. 9) sieht in der verkörperten Selbstwahrnehmung die Fähigkeit, sich selbst Aufmerksamkeit zu schenken, um die eigenen Empfindungen, Emotionen und Bewegungen im unmittelbaren Augenblick zu fühlen, ohne von beurteilenden Gedanken beeinflusst zu werden. Für ihn ist diese Fähigkeit für ein beglückendes Leben ebenso bedeutungsvoll wie Essen und Trinken.

Die Bedeutung der Grundbegriffe zeigt sich in der konkreten Arbeit an den sichtbaren Körperphänomenen in der Haltung, Gestik, Mimik sowie in teils unbewussten **Bewegungsmustern und Handlungsimpulsen**. G. Rudolf (2005, S. 126) sieht im Körperlichen die Geschichte und den Bewegungsausdruck der eigenen Beziehungserfahrungen verankert. Sie führen zu Verhaltensschemata und Gewohnheiten, die dem Leben eine bestimmte Prägung verleihen. Sie noch einmal spürend nachzuvollziehen, das Stimmige, mit den eigenen Wünschen und Zielen Übereinstimmende, von hemmenden, blockierenden Impulsen abzugrenzen bzw. neu zu erfahren, ist ein grundlegender Ansatz. In der Arbeit mit den Patienten wird dies oft benannt: „Wissen Sie oder spüren Sie, was Sie wollen?" Es folgt dann die gemeinsame Suche, wie, wo, wann etwas erspürt werden kann.

Dabei erhalten das Erspüren der eigenen Gefühle und Affekte sowie die Verknüpfung mit biografischen Erinnerungen eine zentrale Bedeutung. Nicht selten erfolgt im gegenwärtigen Erinnerungsprozess ein „Aha-Erlebnis", eine für stimmig erachtete neue Erfahrung: „So war ich, so bin ich, so will ich (nicht länger) sein." Mit dem Verstehen und Einordnen der Erfahrung entsteht eine neue Wahlfreiheit, situativ anders handeln zu können. Gleichzeitig verstärkt diese Erfahrung die Achtsamkeit oder das wachsame Erspüren des eigenen innerpsychischen Geschehens wie auch die Fähigkeit der Introspektion. Der Begriff **Achtsamkeit** hat sich in den letzten Jahren inflationär ausgebreitet. In der KBT geht er einher mit dem Ansatz der „Erfahrungsbereitschaft" (Arps-Aubert, 2010).

Der Begriff **erfahrungsbereit** basiert auf den frühen Erkenntnissen von Elsa Gindler. Sie forderte diese Grundhaltung einer intensiven Wachheit und Neugier im Erleben und Wahrnehmen innerer Impulse bei Übungsangeboten und als verinnerlichte Haltung in der Bewältigung der alltäglichen Anforderungen als besonders wichtig ein. Der Begriff impliziert auch heute noch die Eigenverantwortung des Patienten für einen Veränderungsprozess.

2 Definition und Grundbegriffe der KBT

Berührung geschieht in der KBT unter großer Achtsamkeit und mit Einverständnis des Patienten. Den Arm eines Menschen heben, halten oder bewegen konkretisiert symbolisch den Umgang mit dem ganzen Menschen. Die Berührung wird nicht funktional eingesetzt, sondern ist Kontakt und Dialog gleichzeitig. Nähe und Distanz sind hier aktiviert und bedürfen einer hohen geteilten Aufmerksamkeit der Therapeutin für das Übertragungsgeschehen sowie die zarten Körperimpulse der Patientin.

Die Grundbegriffe **Körpererfahrung, Körperbild, Körperselbst** sind in den letzten Jahrzehnten mit vielfältigen weiteren Begriffen untermauert worden. Für die KBT beschreibt Evelyn Schmidt (2006, S. 3) als zentralen Therapieansatz die Arbeit am Körperbild. Dabei geht es grundsätzlich um die Fragen,

- wie Körperlichkeit physiologisch und psychologisch präsentiert ist,
- wie wir uns in der Umwelt zurechtfinden können,
- ob wir ein konstantes Bild von uns besitzen,
- welchen Einfluss das Körperbild auf unser Verhalten, unsere Persönlichkeit und die Beziehungsgestaltung hat.

Schmidt verknüpft psychoanalytische Konzepte mit Körperbildphänomenen. Psychische Mechanismen wie Introjektion und Projektion können z. B. das Körperbild beeinflussen, indem Haltungen und Körperbildanteile anderer wichtiger Personen in das eigene Körperbild übernommen werden. Weitere Ansätze aus der neuropsychologischen Forschung beeinflussen u. a. die Arbeit mit Menschen mit bestimmten Krankheitsbildern, z. B. mit Menschen mit Persönlichkeits- oder Essstörungen. Die **Körpererinnerungen** weisen auf gespeicherte Erfahrungen aus dem implizit-prozeduralen Gedächtnis hin. Das Körperschema umfasst alle perzeptiv-kognitiven

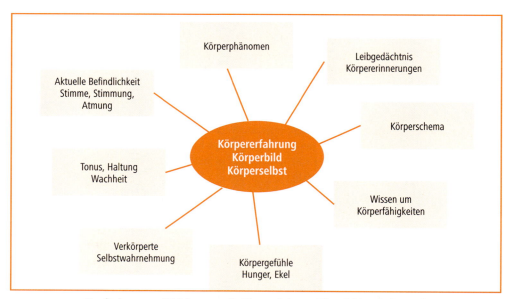

Empfindungen und Erfahrungen, die Körpererfahrung, Körperbild und Körperselbst prägen

Leistungen, die Orientierung am eigenen Körper, Oberflächen- und Tiefensensibilität, die Einschätzung der Größenverhältnisse oder Rechts-/Links-Unterscheidung (Schmidt, 2006, S. 5).

Zu Körpererfahrung, Körperbild und Körperselbst gehören auch konkret erfahrbare Empfindungen und Erfahrungen wie die aktuelle Befindlichkeit, das Wissen um die individuellen Körperfähigkeiten oder Tonus, Wachheit. Alle diese spürbaren Sinneseindrücke und Wahrnehmungen beim Gehen, Stehen, im Liegen und Sitzen, Handeln und Ruhen prägen bewusst oder unbewusst das Empfinden des eigenen Körpers. Die Unmittelbarkeit der konkreten Erfahrung ist Ausgangspunkt der Gewissheit der eigenen Existenz. Diese Gewissheit im beseelten Körper schafft eine verlässliche Ausgangsbasis für das Gefühl und Vermögen, sich selbst steuern und damit einen Realitäts- und Weltbezug herstellen zu können. Das subjektive Erleben des eigenen Körpers und der damit verbundenen Körperbilder fungiert als Träger der individuellen und gesellschaftlichen Identität, aber auch als Symptomträger psychischer Prozesse. Damit können Körperbilder diagnostisch zu bedeutsamen Informationsträgern werden (Lemke & Loew, 2009, S. 29, in: Joraschky, Loew & Röhricht).

Dies kann auch bedeuten, dass durch eine massive Einschränkung der Sinnes- und Wahrnehmungsbereiche ein sensorisches Ungleichgewicht entsteht. Informationen aus der Umwelt können nicht wirklich gut aufgenommen und verarbeitet werden.

Ein weiterer Zugangsweg ist der **handelnde, bewusste Umgang mit den Sinnen**. Sinneseindrücke bilden eine Brücke zur Umwelt. Durch sie erhält das Individuum die Möglichkeit, sich ein mehrdimensionales Bild von der Welt zu schaffen, mit ihr in Beziehung zu treten, auf sie zu reagieren und Entscheidungen zu treffen. Wir wissen aus Erfahrung, dass unsere Sinneswahrnehmungen nicht objektiv sind, sie sind durch unsere subjektiven Erfahrungen, inneren Bilder und die damit verbundenen Gefühle beeinflussbar. Wir sehen etwas mit Freude, hören etwas mit Abscheu, können jemand gut riechen usw. So schafft der Volksmund eine sinnlich-sprachliche Verbindung, die uns verdeutlicht, dass wir über die Sinne auch zu uns selbst in Beziehung treten. Denn ganz gleich, mit welchem Sinneskanal wir der Umwelt begegnen, immer beeinflusst eine individuelle Grundhaltung, eine Erwartung, ein Vorbehalt, eine Abwehr, eine Vorfreude die Wahrnehmung, grenzt bestimmte Wahrnehmungsinhalte aus oder öffnet sich für neue.

Der gezielte Einsatz von Sinnesübungen, z. B. des Geschmackssinns, knüpft häufig an frühere Erfahrungen des „Einverleibens, Aufnehmens" von Essen an. Er trägt dazu bei, die Achtsamkeit für das eigene Essverhalten, das Genießen und Erspüren der Sättigung, auftauchende weitere Gefühle und Affekte zu schärfen. Taktile Erfahrungen des Mundes (bei geschlossenen Augen) können frühe affektive Erfahrungen wachrufen und dabei an längst vergessene Erinnerungen anknüpfen. Diese subjektiven sensorischen Wahrnehmungen bedürfen der **Integration** in eine *Leiblichkeit*. Nach Thomas Fuchs (2008, S. 17) ist „im geschickten Agieren, im gewohnten Umgang mit Werkzeugen, in der Orientierung im Raum, sei es beim Blicken, Hören, Tasten, Gehen, Radfahren, Sprechen oder Schreiben – immer der Leib das selbstverständliche Medium unserer Existenz". Für ihn ist dabei der *Leib* nicht identisch mit dem *Körper*, den man sehen und berühren kann, sondern er ist vielmehr das *Vermögen* zu sehen, zu hören und zu empfinden. Alles Fühlen, Wahrnehmen, Vorstellen, Denken und Tun vollzieht sich daher auf der Basis eines leiblichen Hintergrundes. Im wiederkehrenden Gestaltkreis von spontaner Bewegung und wahrgenommener Antwort gewöhnt sich der Säugling an seinen Körper und lernt ihn zu beherrschen (Fuchs, 2008). Für diesen fortlaufenden Lern- und Entwicklungsprozess ist das System der Spiegelneurone die zentrale neurobiologische Grundlage. Spiegelneurone sind sowohl für die motorische Nachahmung wie auch für das empathische Verstehen eines anderen Menschen und damit für das Lernen vonnöten.

Der Begriff **„Lernen"** konzipiert aus der Lerntheorie heraus, dass Anpassungs- und Reifungsprozesse zur Verhaltensänderung führen können. Lerntheorien geben Auskunft darüber, wie Menschen Ideen assoziieren, wie bestimmte Reize zu konditionierten Reaktionen führen und im Sinne eines inneren Ausgleichs alle Organismen versuchen, angenehme Empfindungen zu suchen und schmerzhafte zu vermeiden. Durch Lerntheorien können manche früh erworbenen Verhaltensweisen verständlicher werden, gleichzeitig eröffnen sie die Möglichkeit, dass über das Lernen bestehende Einschränkungen die Option zur Veränderung erhalten (Beyermann, 2015, S. 437).

2.2.2 Symbolisierung
Symbolisierungen finden sich in der KBT auf drei Ebenen:
a. Symbolisierung auf der leiblichen Ebene (Körperphänomene, psychosomatisches Verstehen von Erkrankungen)
b. Symbolisierung von Situationen, Konflikten, Affekten oder bildhaften Vorstellungen mit verschiedenen Gegenständen, Gegenstände erhalten Symbolcharakter
c. Leibhaftige Symbolisierung durch spontane Inszenierung von Handlungssequenzen

Das folgende Beispiel zeigt einen Symbolisierungsakt, der hilft, Ansätze eines Behandlungsfokus aufzuzeigen.

Eine 30-jährige Patientin (mit Essproblematik) symbolisiert die Beziehung zu ihrer Mutter. Dabei nutzt sie als Selbstobjekt eine strahlende Muschel, symbolisiert mit einer Hantel das Kraftpotenzial der Mutter. Weitere Gegenstände zeigen diese als Gestalterin der Familienrituale (Gruppenskulptur), aber mit depressiven Anteilen (Igelball für sich Einigeln), sowie einer Katze (Bedürfnis nach Kuscheln mit der Tochter) und einem Elefanten (nährendes Element). Die Mutter hatte versucht, möglicherweise aus Migrationsproblemen heraus, die Tochter sehr herzlich und intensiv an sich zu binden (Seile). Vorsichtige, ggf. ambivalente Versuche der Patientin, im vorpubertären Alter sich zu lösen, wurden missbilligt. Die Tochter begann daher sehr früh viel und heimlich zu essen, ein möglicher Versuch, sich selbst nährend Autonomie zu entwickeln. Die adipösen Auswirkungen führten wieder zu Vorwürfen und vermehrten Bemühungen der Mutter dagegenzusteuern.

Definition und Grundbegriffe der KBT **2**

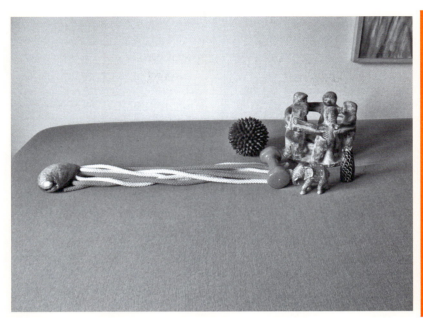

Beziehungsgestaltung einer 30-jährigen Patientin

Nachfolgende Begriffe gehören ergänzend zur Symbolisierung:
- Sprache und Symbolisierung
- Symbole, Gegenstände
- Nachreifungsprozess
- Ich-Bewusstsein
- Ich-Entwicklung
- Raum und Zeit
- Spiel und Spielräume

Sprache und Symbolisierung bedingen einander. Jedes Erkennen und Gewahrwerden setzt Symbolisierungsfähigkeit voraus. Der Vorgang der „Symbolisierung" als Bildung von Worten, die etwas bedeuten, entsteht dadurch, dass bestimmte Sequenzen der Laute der Mutter eine Zeichenbedeutung für innere Empfindungen und äußere Wahrnehmungen des Kindes gewinnen, die vom Kind mit den „Objekten" verknüpft werden (von Uexküll, 1997, S. 113).

Die Entwicklung der menschlichen Psyche ist die Geschichte der Trennung in „Sach- und Wortvorstellungen", die im Erleben des Kindes zunächst eine Einheit sind (von Uexküll, 1997). Die subjektive Anatomie (in der Körpertherapie) wiederentdecken heißt, sich auf die Suche nach „Entsprechungen" zwischen Körpererfahrungen (Sachvorstellungen) und Begriffen (Wortvorstellungen) zu machen. Die Entfaltung der Sprache fördert das Gelingen von Symbolisierungs- und Abstrahierungsprozessen und regt auch die Phantasietätigkeit an (ebd.).

In der KBT kommt das Erleben oft über den Weg der symbolischen Handlung und Gestaltung als Ausdruck innerlichen Befindens ins Denken und Sprechen. Die symbolische Handlung hat eine vermittelnde Funktion zwischen unbewussten Regungen, Bedürfnissen, Affekten, Trieben und Konflikten und dem bewussten Erleben.

Der Symbolisierungsvorgang wird demnach in der KBT bewusst eingesetzt, um
- gemeinsam ein symbolisches Verständnis von psychosomatischen Abläufen oder Phänomenen zu entwickeln.
- handelnd über das Suchen von Gegenständen, die innerlich berühren, einen Aspekt des Konfliktes oder einer Person darzustellen. Symbolisierend werden innere Wahrnehmungen/Empfindungen mit äußeren Gegenständen verknüpft, ggf. im Raum mit einer Perspektive zueinander in Beziehung gesetzt. Dies stellt eine Verbindung zum präverbalen Bewusstsein her und eröffnet den Einblick in innere Vorstellungen und Abläufe. Allein die Übereinstimmung zwischen inneren und äußeren Erfahrungen bestimmt die Bedeutung der Symbolik.
- leibhaftig spontan eine Handlungssequenz einzuleiten, mit der z. B. ein Affekt zum Ausdruck gebracht werden kann. Symbolisierendes Handeln kann kreative Energie freisetzen und bedeuten, einem intuitiven Impuls folgend, etwas körperlich oder mit Materialien zu gestalten und dabei aus dem Unbewussten heraus eine Intention, einen Konflikt oder ein Bedürfnis auszudrücken. So kann z. B. das Angebot, sich einen Platz zu gestalten, mit allen notwendigen Dingen, die ein gutes Ankommen und Niederlassen ermöglichen, an die philosophische Frage nach dem Platz im Leben anknüpfen. Wie viel Platz und Raum sich jemand nimmt, wie er ihn belebt, abgrenzt, gestaltet und genießen kann, knüpft oft an frühe und aktuelle Möglichkeiten der Menschen in ihrer Lebenswelt an. Im Therapiegeschehen Begrenzungen, Vermeidungen sehen zu lernen und Alternativen auszuprobieren wäre ein Ansatz, **Nachreifungsprozesse** einzuleiten.

Die im Leibgedächtnis (Fuchs, 2008, S. 47) enthaltene Kompetenz, Bewegungsprogramme, Vorstellungen von Vertrautem, „wie sich etwas gut anfühlt" aufzugreifen, ermöglicht zudem die Entwicklung von Gefühlen einer **Beziehung zu Raum und Zeit**, zu Raum und Lebensräumen, Grenzen von Innen- und Außenräumen und Rhythmen. Die Bewegung in den Raum, sich Raum nehmen, den Raum erobern oder aber die Vermeidung von raumnehmenden Bewegungen bzw. die Einengung können symbolisierende Parameter sein, die auf die im Leibgedächtnis gespeicherten Handlungsmuster hinweisen. Angstfreie Spielräume schaffen kreative Voraussetzungen für das Erproben/Erlernen von neuen Handlungsmustern, die in der verbalen Aufarbeitung mit Begriffen besetzt werden, die symbolhaft für das neue Empfinden oder die Verknüpfung mit alten Erfahrungen stehen.

Jede Beziehung braucht Zeit und Raum. Wenn in der Therapie dieser Faktor nicht ordentlich berücksichtigt wird, können wichtige Erfahrungen verloren gehen, weil ihnen nicht ausreichend Zeit zu Verfügung steht, z. B. zur Verfestigung, zur Wiederholung, zum Lösen und Abschiednehmen. Jeder therapeutische Prozess eröffnet daher auf symbolisierende Weise diesen philosophischen und existenziellen Grundthemen einen Raum, der zur Neuorientierung genutzt werden kann.

Der Umgang mit **Gegenständen/Objekten** kann vielfältige sensorische und emotionale Erfahrungsmuster reaktivieren. In der KBT werden sie einerseits real für bewegungstherapeutische Erfahrungen zur Selbstwahrnehmung genutzt. Der sinnlich-sensorische Umgang mit Gegenständen fordert, sich einfühlend und differenzierend auf sie einzulassen. Handelnder und symbolisierender Umgang mit Objekten wie Kugeln, Stäben, Seilen, Decken, Steinen kann z. B. die Erstellung eines Körperbildes zum Ziel haben. Der Gegenstand als Symbol verkörpert andererseits innere Affekte, Gefühle oder Bilder zu einem bestehenden Konflikt, der Patient findet innere Bestrebungen in einem äußeren Gegenstand verkörpert. Häufig verändern sich im Laufe eines KBT-Angebotes die Besetzungen und Empfindungen gegenüber einem Gegenstand.

Für die meisten Patienten erinnert ein Seil zuerst an das kindliche Seilhüpfen, was kurz ausprobiert wird, aber schnell auch spürbar werden lässt, dass die alte Bewegungslust einer erschwerten Körperkoordination gewichen oder nur noch kurzfristig zu entfachen ist. Das Erinnerungsstück – Seil – wird fallen gelassen und bedarf nun formulierter Angebote, um es neu zu besetzen. So kann z. B. das Einwickeln der Oberarme am Brustkörper mit dem Seil für die einen, sich positiv in ihren Grenzen spürend, Halt vermitteln, für die anderen entwickelt sich gleich ein unangenehmes Gefühl der Einengung und Begrenztheit. Darüber hinaus können zwei Seile symbolisch für das innere Bild von Distanz und Nähe in einer gelebten Beziehung gelegt werden (s. Foto).

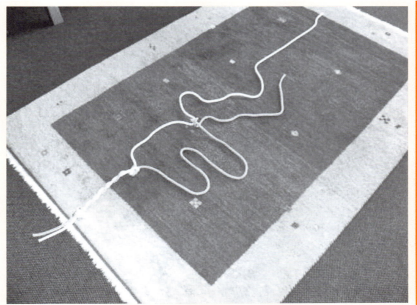

Darstellung einer gelebten Beziehung eines 35-jährigen Mannes mit hohen symbiotischen Wünschen und Ängsten, mit abwechselnden Annäherungs- und Distanzierungsversuchen

In einer Gruppe weisen diese unterschiedlichen Wahrnehmungen auf das individuelle Erleben hin, das „ICH-spüre-dies-anders-als-DU" wird zu einem der grundlegenden Bausteine für die Ich-Entwicklung und das Ich-Bewusstsein. Das Experimentieren im therapeutischen Spielraum, das Spielen mit Gegenständen und sich Erleben auf eine unbefangene, lebendige Weise lässt kindliche freie Anteile wieder lustvoll auftauchen. Entspannung, Lachen und Leichtigkeit füllen den Raum. Auf symbolhaft spielerische Weise können frühe Ich-Impulse befreiend auftauchen.

2.2.3 Entwicklung vom ICH zum SELBST

Der Entwicklungsprozess vom ICH zum SELBST bedeutet nach der Ich-Psychologie für die KBT zunächst das Verstehen sowie die Berücksichtigung notwendiger Abwehrmechanismen und die Einschätzung und Nutzung von Ich-Funktionen, er konkretisiert sich über die Selbstwahrnehmung bis hin zu einem Selbstkonzept.

Frühe Forschungen zum Ich basieren zunächst auf der Trieb- und Konflikttheorie von Sigmund Freud, der dem Ich ein Realitätsprinzip, eine Kontroll- und Mittlerfunktion zwischen der moralisierenden Instanz des Über-Ichs und dem Lustprinzip des Es zusprach. Dabei benötigt das Ich für diese Funktion eine realitätsgerechte Vorstellung über sich selbst – die Selbstrepräsentanzen, aus denen sich selbstdefinierend die psychosoziale Identität entwickelt.

Psychopathologisch bedeutet dies, wenn das Ich nicht in der Lage ist,
- seine vermittelnden Funktionen auszuüben,
- Einflüsse von innen und außen nicht kritisch bewerten und kontrollieren kann,
- den Impulsen nicht Einhalt gebieten,
- die Befriedigung der Wünsche nicht verschieben kann,

kommt es zu einer Kompromissbildung, die sich in einem Symptom äußert und auf diesem Hintergrund diagnostiziert werden muss[1].

Nach Freud hatte Alfred Adler in seinem Hauptwerk „Über den nervösen Charakter" (1912) den Weg Richtung „Ich-Psychologie" eingeschlagen. Adler zufolge konstatiert in diesem Werk das Ich nicht als hilflos zwischen Trieben und Gewissen eingeklemmt, sondern es erscheint als scheinbar selbstständiger, mit einem Willen ausgestatteter Akteur ohne weitere innere Instanzen. Es ist zuständig für die Anerkennung, den sozialen Status und die aggressive Selbstbehauptung. Damit grenzt sich Adler deutlich von S. Freud ab.

Sandor Ferenczi schrieb 1913 eine Abhandlung zu den „Entwicklungsstufen des Wirklichkeitssinns", die bis heute als erste Arbeit zur Ich-Psychologie innerhalb der Psychoanalyse gilt.

---

[1] http://de.wikipedia.org/wiki/Ich-Psychologie [13.4.2014]

Anna Freud beschäftigte sich 1936 in ihrem Werk „Das Ich und die Abwehrmechanismen" mit der Fortschreibung der Vorgaben ihres Vaters. Ihre Analyse des Widerstandes und der Abwehrmechanismen, die im Ich verankert sind, werteten dessen Bedeutung auf. Sie fokussierte ihre Untersuchungen im Besonderen auf die kreativen Abwehrleistungen des werdenden Ichs gegen bedrohliche Eindrücke.

Heinz Hartmann ergänzte 1939 in seinem Werk „Ich-Psychologie und Anpassungsproblem" das Strukturmodell um den Terminus „Selbst", als Teil des Ichs. Über das Selbsterleben können Anteile des Ichs selbst erfahren werden. Hartmanns Verdienst bleibt darüber hinaus die erste Konkretisierung von Ich-Funktionen:

- kognitive Funktionen: Wahrnehmung, Denken, Urteilen, Beurteilen, Erinnern, Überprüfen der Realität und Aufrechterhaltung der Realitätswahrnehmung
- vermittelnde Funktionen: zwischen Es und Über-Ich und äußerer Realität unter Berücksichtigung von Werten, Gebräuchen und Ritualen
- Angstentwicklung: mit Aktivierung von Signalängsten als Schutzmechanismus auf Impulse aus Es und Über-Ich
- Schutzfunktion – Abwehrmechanismen: sie unterstützen die innerpsychische Steuerung, helfen unerträgliche Affekte, die mit starken Gefühlen verbunden sind, zu vermeiden und dienen der Aufrechterhaltung des psychischen Funktionsniveaus (vergl. Wikipedia Ich-Psychologie).

Der Begriff SELBST wird eher uneinheitlich verwendet, er enthält psychologische, soziologische und philosophische Bedeutungsvarianten. Wenn das Hauptinteresse der Ich-Psychologie dem gilt, was ein Mensch tatsächlich tut, und dem, was er sich wünscht und fürchtet, so liegt es nahe, dass das „erkennende Selbst" Antworten auf die Fragen geben kann. Die Selbstwahrnehmung kann also nur auf einem Ich aufbauen und zu einer subjektiven Bewertung der eigenen Person führen – dem Selbstwertgefühl. Dem psychologischen Begriff Selbst werden viele Begriffe angehängt, die u. a. auf die Ordnungsfunktionen hinweisen (Selbstbestimmung, Selbstwirksamkeit u. a.). Zunächst sind mit dem Selbstkonzept persönliche Erinnerungen und Erfahrungen bezogen auf das eigene Verhalten und Erleben sowie das Erleben und die Deutung von Interaktionen mit anderen Menschen verbunden. Intensive, prägende oder häufig sich wiederholende Erfahrungen formieren sich dabei zu Schemata, die in einordnender Weise beeinflussen, was, wann, wie wir Neues beobachten, nach Erinnerungen und Übereinstimmungen suchen. Die Ausbildung eines kritischen Selbst gilt als Hauptfunktion des Ich, die selbstkritische Betrachtung der eigenen Handlungen mit ihren Konsequenzen kann schmerzhaft sein, weil der Mensch sich gerne kompetenter und bedeutsamer sehen möchte, als die Realität es ihm widerspiegelt.[2]

---

2   http://de.wikipedia.org/wiki/Selbst [17.2.2013]

2.2.4 SELBST-Bestimmung
- Kernselbst
- Selbstwirksamkeit
- Selbst- und Objektbeziehung
- Selbstregulation
- Selbstständigkeit und Teilhabe

Pioniere der Säuglingsforschung wie Martin Dornes (2001) und Daniel Stern (2013) sprechen von der Entwicklung eines stabilen Kernselbstgefühls, welches sich schon in den ersten Monaten ausbildet. Diese Entwicklung hängt sehr davon ab, wie die frühe Feinabstimmung in der Interaktion zwischen dem Säugling und den Eltern gelingt. Wenn es den Eltern gelingt, in entspannter, zugewandter Weise die Feinzeichen des Befindens, z. B.
- im interaktiven System: Blickkontakt zum Kind, Brabbeln,
- im Schlaf-Wachsystem: Aufmerksamkeit, Wachheit,
- im motorischen System: gut modulierte Bewegungsabläufe,
- im autonomen System: gleichmäßige Atmung, rosige Haut,

entsprechend zu erkennen, zu spiegeln, interaktiv zu beantworten, legen sie den Grundstein für eine gesunde Neugier und uneingeschränkte Lust auf das Leben.

Durch diesen wechselseitigen Prozess im sensomotorischen Bereich wie auch auf der mentalen Ebene entfaltet sich das Kernselbst.

Der Säugling erwirbt in seiner wachsenden Sensibilisierungsfunktion die Fähigkeit, die vielfältigen mütterlichen Reize und Feedbacks auf seine inneren Zustände zu entdecken und so zusammen zu gruppieren, wie sie zu seiner Emotion passen.

Wenn die Emotionseindrücke der Mutter mit denen des Babys übereinstimmen, es sie als stimmig empfindet und gut verinnerlichen kann, entwickeln sich aus diesen Affektzuständen heraus prozessual neurobiologische Strukturen. Diese bilden eine Repräsentanz, die als Grundlage kognitive Möglichkeiten mit emotionalen Zuständen verknüpft. Hier konstituiert sich die Basis für die langsam auftauchende Fähigkeit, eigene emotionale Zustände wahrzunehmen – das frühreife Ich. Das Kind spürt zunehmend, dass es Akteur in einem Geschehen ist. Es entdeckt und spürt während der Interaktion mit der Mutter, wie sein eigener Emotionsausdruck sich auf das Verhalten der Mutter auswirkt, so als ob es einen Erregungszustand der Mutter erzeugen oder ausgleichen kann. Dies ist das erste Gefühl von eigener Wirksamkeit, mit der Folge, dass sich auch der eigene Affektzustand reguliert oder abschwächt. Im Laufe der Zeit verfestigt sich ein Kommunikationsmodus zwischen Säugling und Mutter, bei dem das Kind spürt, dass es selbst wirksame Instrumente hat, Emotionen zu äußern und zu regulieren (Fonagy, Gergely, Jurist, Target & Vorspohl, 2011).

Beim Kernselbst geht es also im Wesentlichen um das Gefühl von eigenmächtiger **Selbstwirksamkeit**, das heißt um die Erfahrung von eigenen Kommunikationsmodi, eigenen Bewegungen und Strategien und deren Bedeutung durch Wahrnehmung der eigenen Körperaktivität. Schon das Kleinkind will Körperstrategien entwickeln, um in die Erfahrung von kompetenter Körperaktivität zu kommen.

Für die Arbeit mit der KBT ist es bedeutsam, die Empfindungen der eigenen Körperlichkeit als therapeutisches Medium wie auch die Wahrnehmung der feinen körperlichen Botschaften der Patienten stärker ins Blickfeld zu rücken, sie mit großer eigener Aufmerksamkeit zu spiegeln und vor ihrem biografischen Hintergrund gemeinsam verstehen zu lernen. Gleichzeitig muss sich ein Raum eröffnen, in dem spielerische und gestalterische Bewegungslust, Neugier und Handlungsimpulse entfacht werden, mit denen Gefühle von **Selbstwirksamkeit** und **Selbstbestimmung** wieder neu entdeckt und definiert werden. Nur mit dem gefestigten Gefühl und den Vorstellungen zur eigenen Selbstwirksamkeit kann die Kompetenz der **Selbstregulation** entwickelt werden. Selbstwahrnehmung, -wirksamkeit, -bestimmung und -regulation sind die Grundpfeiler für Selbstständigkeit und Teilhabe eines Menschen in der Gesellschaft.

2.2.5 Dialogischer Prozess

Dialogische Prozesse auf der Körperebene, im Szenischen oder auch im Gespräch gehören zu den besonderen Merkmalen einer Körperpsychotherapie. Folgende Begriffe unterstreichen diese Annahme:
- Therapeutische Beziehung
- Selbst- und Objektbeziehung
- Körperdialog
- Bindungsstil
- Berührung und Berührt-Sein
- Selbstverständnis der eigenen Grenzen und Wünsche
- Arbeit zwischen den Polen oder mit Polaritäten
- Übertragung und Gegenübertragung
- Zielfindung, Diagnostik

In der **therapeutischen Beziehung** werden die früh erworbenen Strukturen der **Selbst- und Objektbeziehungen** unbewusst überprüft. Bei unsicher erfahrenen **Bindungsstilen** bedarf das Einlassen auf ein Kontaktangebot oft erst unterstützender, rationaler Erklärungen und Hinweise durch die Therapeuten. Die Erlaubnis, die **eigenen Grenzen und Wünsche** zu benennen oder ein Stopp setzen zu können, verstärkt die Erfahrungsbereitschaft.

Ausgehend von der Annahme, dass die frühen Erwartungen zwischen Eltern und Kind im Geben und Nehmen nicht befriedigend erfüllt werden konnten, bewegt manche Patienten unbewusst die Sorge, dass auch spätere Beziehungsaufnahmen nicht glücken können. Hier gilt es, eine neue Sensibilität und Bereitschaft für Veränderungsmöglichkeiten aufzubauen, die eine korrigierende Erfahrung des Angenommen-Seins erlauben.

2 Definition und Grundbegriffe der KBT

Kernelemente des Psychotherapieansatzes der KBT sind die Phänomene der **Übertragung und Gegenübertragung**. Der Begriff der Übertragung im psychoanalytischen Sinne umfasst Phänomene aus der Beobachtung einer Person in ihrer Haltung und dem Verhalten, z. B. beim szenischen Umgang mit Gegenständen. KBT-Therapeuten erfassen Übertragungsphänomene auch auf ihrer leiblichen Ebene. Dieser Prozess verläuft zunächst unbewusst über die Spiegelneurone, die auf die sinnlichen Wahrnehmungen, z. B. im Begrüßungskontakt, Gefühle ähnlich gespeicherter Erfahrungen auftauchen lassen. In der Gegenübertragung erfolgt zunächst ebenso unbewusst eine Gegenreaktion. Die emotional fassbare Brisanz oder Kollision der Gefühle wird zum Auftakt, diese Phänomene zu entwirren, biografische Hintergründe aufzudecken und die Affekte und das Verhalten erklärbar werden zu lassen.

Zentrales Element der KBT ist der wechselseitige spürende **Körperdialog** zwischen Therapeutin und Patientin. Der Körperdialog impliziert zum einen den wechselseitigen Empfang von Körpersignalen der Mimik, Gestik, Stimme und Körperhaltung, zum anderen den direkten Körperkontakt, z. B. Rücken an Rücken. Hier ist in der **Berührung und im Berührt-Sein** schnell spürbar, ob die Patientin erfahrungsbereit sich überlassen oder experimentieren kann oder sich schnell zurücknimmt.

Herr O., ein ca. 30-jähriger Mann, kam mit dem Anliegen in die Praxis, seine vielfältigen Vitalitätsstörungen, u. a. Schlafstörungen, zu verbessern. Aktuell lebte er alleine, hatte Freunde, aber keine Beziehung zu einer Frau. Im Beruf musste er häufig gegen Müdigkeitsattacken ankämpfen. Zum Ausgleich reizte er sich körperlich in verschiedenen Sportarten lustvoll bis an die Grenzen aus. Die Beziehung zur Mutter war häufig Thema, sie erschien ihm ambivalent. Nach seinen Angaben habe sie sich zu sehr für eine neue Beziehung zurückgezogen und kümmere sich kaum um ihn. In einem Rückendialog, bei dem man Rücken an Rücken jeweils mit der eigenen Vorderseite zur Stuhllehne saß, galt es, über den Rücken die Impulse und Informationen des Gegenübers wahrzunehmen und zu antworten. Nach einer anfänglichen vorsichtigen Annäherungsphase spürte ich plötzlich seinen kraftvollen Rücken, der sich an mich schob und bewegte. Gleichzeitig wusste ich intuitiv, dass ich standhalten und aushalten musste, um ihm Präsenz zu zeigen. Der Körperdialog brachte mich fast an die Grenzen meiner Kraft. Nach einer Weile ließ er dann ab, atmete entspannt und dankbar lachend aus, er habe sich schon lange nicht mehr so durch und durch gespürt.

Ein weiterer Aspekt der KBT ist in der Körper- und Beziehungsarbeit das Erleben von **Polaritäten**. Grundlegende Themen sind hier z. B. Geben und Nehmen, Öffnen und Schließen, Nähe und Distanz, Spannung und Entspannung und Aggression und Hemmung. Im handelnden Dialog zeigen sich bei diesen Themen zentrale und teils ambivalente Bewegungsimpulse, die meist vor ihrem biografischen Hintergrund verständlich werden.

Die Patienten kommen in die Therapiestunden mit ihren Problemen und den Wünschen, sie zu lösen. Für die gemeinsame **Zielfindung oder Zielbestimmung** bedarf es einiger diagnostischer Einheiten, in denen bedeutsame Ziele und Wünsche symbolisiert oder auch zugrunde liegende Haltungsmuster, blockierte Bewegungsansätze im Körperdialog erarbeitet werden.

Voraussetzungen sind eine genaue Anamnese des biografischen Hintergrundes und die Diagnostik der strukturellen Fähigkeiten und Einschränkungen. Damit verbunden ist eine Hypothesenbildung, wie die individuellen Schwierigkeiten vor dem Hintergrund der Biografie zu verstehen sind. Neben dem entwicklungstheoretischen Hintergrund sind natürlich die Phänomene und die Psychopathologie der verschiedenen Krankheitsbilder zu berücksichtigen. Das therapeutische Vorgehen orientiert sich zunächst klientenzentriert am aktuell erlebten Phänomen und den momentanen Empfindungen. Insbesondere bei schweren Ich-psychopathologischen Zuständen ist die Therapeutin gefordert, achtsam zu führen, Strukturen der Ordnung und Sicherheit zu bieten, um einen angstfreien Raum für die Erfahrungsbereitschaft und die Auseinandersetzung mit den notwendigen Themenbereichen zu schaffen.

Am nachfolgenden Beispiel zeigt sich die Verknüpfung und Verkörperung von frühen Beziehungserfahrungen, die erst im Symbolisierungsprozess ins Bewusstsein gelangten.

Beim Erstkontakt mit dem Patienten Herrn P. öffnete sich die Tür, ein männlicher Kopf schob sich rein, ein lockeres, hoch gesprochenes ‚Hallo' ertönte, dann trat der Mann nach meinem Tagesgruß vorsichtig ein, gab mir lasch die Hand und zog sie schnell wieder zurück.
Meine ersten spontanen Gefühle: Was für ein Clown, ein Schaudern durchlief mich; werde ich eine tragende Beziehung mit ihm erreichen?
In den folgenden diagnostischen Stunden zeigte sich, dass die Rolle eines Zirkusclowns eine Bewältigungsstrategie und Ressource des Patienten war. Damit erzielte er kleinere Einkünfte, aber vor allem erhielt er eine Bühne, auf der er jonglierend und spaßig seine Zuschauer unterhalten konnte, ohne mit ihnen in Beziehung sein zu müssen. Dies machte seine Schwierigkeiten im Leben erträglicher, denn es gab wenig Kontakte zu anderen Menschen. Beziehungen konnten kaum aufrechterhalten werden. Herr P. erlebte sich in seinem Körper nur über Funktionen als Clown lebendig. Seine vorsichtigen Versuche, in Beziehungskontakt zu treten, wurden so zurückhaltend ausgeführt, dass die Partner diesen Kontakt nicht ernst nehmen konnten.
In einer kleinen Behandlungssequenz mit einem Rundholz zwischen unseren Zeigefingern war es ihm nicht möglich, so viel Spannung und Druck auf das Holz zu geben, dass es als Verbindung gehalten blieb, es fiel ständig herunter. In der Nachbesprechung stellte ich einen Zusammenhang zwischen dem laschen Händedruck und dem herabfallenden Holz her. Herr P. schien zunächst peinlich berührt, assoziierte dann plötzlich heftig seine Beziehung zur Mutter, von der er sich nur mühsam abgrenzen konnte. Sie hatte ihm schon früh nach ersten Eheschwierigkeiten eine Partner-Ersatzfunktion zugesprochen. Als Junge hatte er nur wenig Möglichkeiten, das zu tun, was ihm wichtig war, oder zu spielen, was ihm Spaß bereitete. Die seinem Erleben nach besitzergreifende Mutter hatte ihm nicht nur das Entwickeln

von Beziehungen, sondern auch die Entfaltung eigener Entscheidungsfreude schon in der Kindheit erschwert.

Der hochgewachsene Mann konnte zwar mit seinen Extremitäten gut funktionieren und experimentieren. Sein Rumpf zeigte eine andere Sprache; ein eingezogener Brustraum, meist hochgezogene Schultern, leicht geneigter Kopf und ein flacher Atem schienen die „Zurückhaltung" verkörpert zu haben. Sein Selbstbild war oft undifferenziert, alles vollzog sich denkend im Kopf. Sein äußeres Erscheinungsbild war betont lässig, seine körperliche Belastungsfähigkeit aus Angst vor Panikattacken eingeschränkt. Sein lascher Händedruck entsprach der Mikroinszenierung einer frühen Beziehungserfahrung, die unbewusst eine aversive Gegenreaktion (Gegenübertragung) und den Rückzug der eigenen Hand bewirkte. Die Körpererfahrung und das verinnerlichte Körperbild schienen dem Besitzergreifen (der „Mutter") vorbeugen zu wollen und stellten gleichzeitig eine ambivalente Beziehung her. Im konkreten Umgang mit den KBT-Angeboten wurde für Herrn P. neben der realen Erfahrung auch die symbolische Bedeutung spürbar, die er dankbar als tiefer gehende Berührung und Bereicherung erlebte. Sie wurde zum Einstieg in ein tragfähiges Arbeitsbündnis, das nach einigen Monaten von ihm zufrieden abgeschlossen wurde.

Kapitel 3

Definition und Grundbegriffe der Ergotherapie (ET)

3.1 Definition ET

Die Definition der Ergotherapie nach dem Deutschen Verband der Ergotherapeuten e. V. (DVE, 2007)[1] lautet:

> Ergotherapie unterstützt und begleitet Menschen jeden Alters, die in ihrer Handlungsfähigkeit eingeschränkt oder von Einschränkung bedroht sind. Ziel ist, sie bei der Durchführung für sie bedeutungsvoller Betätigungen in den Bereichen Selbstversorgung, Produktivität und Freizeit in ihrer persönlichen Umwelt zu stärken. Hierbei dienen spezifische Aktivitäten, Umweltanpassung und Beratung dazu, dem Menschen Handlungsfähigkeit im Alltag, gesellschaftliche Teilhabe und eine Verbesserung seiner Lebensqualität zu ermöglichen.

3.2 Rechtliche Grundlagen

Ergotherapie wird als grundständige Ausbildung auf der Grundlage des Ergotherapeuten-Gesetzes vom 25.05.1976, zuletzt geändert am 06.12.2011, gelehrt. Die Ausbildung erfolgt an Berufsfachschulen für Ergotherapie und zunehmend auch an Fachhochschulen, die wiederum mit Berufsfachschulen kooperieren, um den Teilnehmern die berufliche Anerkennung zu ermöglichen. Inzwischen ist es auch möglich, Ergotherapie grundständig zu studieren (Modellversuch). Diese Studiengänge beinhalten direkt zwei Abschlüsse, zum einen die staatliche Anerkennung und zum anderen den akademischen Abschluss.

Das Behandlungsspektrum der Ergotherapie erstreckt sich über die medizinischen Bereiche der Pädiatrie, Neurologie, Orthopädie, Unfall-Chirurgie und Traumatologie, Psychiatrie und Psychosomatik. Um das mögliche Zusammenwirken von KBT und ET bzw. die Grenzen dessen aufzuspüren, wird im Folgenden der Fokus ausschließlich auf die psychosozialen Behandlungsverfahren der ET gelegt.

Analog der Ausbildungs- und Prüfungsverordnung für Ergotherapeuten bestehen für psychiatrische Patienten folgende methodische Ansätze in den psychosozialen Behandlungsverfahren:
- symptombezogen-regulierende Methoden, z. B. Stress reduzierende, achtsamkeitsbasierte Verfahren
- subjektbezogen-ausdruckszentrierte Methoden unter Einschluss von gestaltungs- und kunsttherapeutischen Verfahren
- soziozentriert-interaktionelle Methoden, z. B. projektbezogene Gruppentherapien
- kompetenzzentrierte, lebenspraktische und alltagsorientierte Methoden
- wahrnehmungsbezogene und handlungsorientierte Methoden unter Einbeziehung von angrenzenden körperpsychotherapeutisch orientierten Verfahren

---

1 https://www.dve.info/ergotherapie/definition.html

Die zweite maßgebliche Ausrichtung geht im ambulanten Sektor von der Heilmittel-Richtlinie nach § 92 SGB V und den dazugehörenden Rahmenverträgen nach § 125 SGB V mit den Krankenkassen aus. Die o. g. ergotherapeutischen Methoden sind mit dieser Heilmittel-Richtlinie als **psychisch-funktionelles Behandlungsverfahren** gesetzlich anerkannt. Das schließt ein, dass ihr Einsatz an die Strukturen der Richtlinie bzgl. der Diagnosen sowie der damit verbundenen Therapieziele und der Verordnungsmenge angepasst werden musste.

Die Indikationen zur Ergotherapie betreffen Schädigungen, Funktions- oder Fähigkeitsstörungen der emotionalen und Willensfunktionen, der Anpassungs- und Verhaltensmuster. Weiter erhalten Ergotherapeuten mit dem Rezept Vorgaben zur Berücksichtigung einer Leitsymptomatik von den verordnenden Ärzten, wie Einschränkung im Verhalten, in der zwischenmenschlichen Interaktion oder in der Selbstversorgung und Alltagsbewältigung.

Daraus leiten sich die Ziele der Ergotherapie ab, die dem Indikationskatalog Ergotherapie (DVE, 2011) zu entnehmen sind, z. B.
- Verbesserung des situationsgerechten Verhaltens, auch der sozioemotionalen Kompetenzen und Interaktionsfähigkeiten, der Selbst- und Fremdwahrnehmung, der Beziehungsfähigkeit, der Selbstversorgung, Tagesstrukturierung und Belastungsfähigkeit.

Zudem orientieren sich Ergotherapeuten zunehmend an der Internationalen Klassifikation der Funktionsfähigkeit, Behinderung und Gesundheit (ICF) (DVE, 2004, S. 173), die sich weniger an psychopathologischen Symptomen ausrichtet. Entsprechend der ICF werden Informationen gesammelt über Ressourcen, Probleme, förderliche und einschränkende Kontextfaktoren in den Bereichen der
- Aktivitäten (z. B. Lernen, alltägliche Aufgaben, Kommunikation, Mobilität)
- Partizipation (z. B. Selbstversorgung, häusliches Leben, familiäre und soziale Beziehungen, Bildung, Arbeit und Beschäftigung, Freizeitaktivitäten)
- Körperfunktionen (z. B. globale und spezifische mentale Funktionen des Antriebes, der Aufmerksamkeit, Stressfaktoren)

3.3 Grundbegriffe der ET

3.3.1 Begriffe aus der Definition

Die Definition der Ergotherapie enthält wesentliche Grundbegriffe, die das theoretische Fundament stützen:
- Begleitung, Unterstützung, Befähigung = Klientenzentrierung[2]
- Einschränkung von Fähigkeiten, Fähigkeitsstörungen
- Bedeutungsvolle Betätigung
- Selbstversorgung, Produktivität und Freizeit
- Betätigung als Ziel und Mittel
- Teilhabe
- Umwelt, Umweltbezogenheit

Die psychisch-funktionellen Behandlungsformen der ET im ambulanten Setting stellen verstärkt die **Fähigkeitsstörungen** zur **Teilhabe** an der Gesellschaft in den Mittelpunkt ihrer Betrachtung. Unter Nutzung handwerklicher, gestalterischer Medien, kognitiver sowie kommunikativer bzw. wahrnehmungsfördernder Maßnahmen und vor allen Dingen alltags- oder lebensbereichsbezogener Angebote sowie kommunikativer bzw. wahrnehmungsfördernder Maßnahmen können Ergotherapeuten versuchen, Selbsthilfepotenziale zu unterstützen, die für den Betroffenen sinnvolle Betätigung einleiten können. Dabei wird von spezifischen Wirkfaktoren der eben genannten Medien und Methoden ausgegangen, um den therapeutischen Prozess zu lenken (Scheepers, Steding-Albrecht & Jehn, 2015, S. 416). In die Definition des DVE wurde „Bedrohung der Einschränkung" aufgenommen und damit der Hinweis, dass ergotherapeutische Maßnahmen sinnvoll in der Prävention eingesetzt werden können.

Im ambulanten Sektor werden die Ziele der Ergotherapie mit den Klienten erarbeitet. Dieses klientenzentrierte Vorgehen fördert den Aufbau einer tragfähigen Beziehung. Dabei richtet sich das Augenmerk auf die Wiedergewinnung sowie die Nutzung einer bedeutungsvollen Betätigung für den Klienten in den Bereichen Produktivität, Selbstversorgung und Freizeit mit dem Ziel der zufriedenen Teilhabe an seiner häuslichen oder beruflichen Umwelt. Gleichzeitig wird mit ihm geklärt, welche Ziele vordergründig wichtig sind, unabhängig davon, ob sie mit der Einschätzung des Therapeuten übereinstimmen.

Für den Therapieprozess beinhaltet die Maxime „bedeutungsvolle Betätigung", dass der Klient eine intrinsische Motivation aufbaut, um diesem Ziel auch mit eigenen Kräften und Ideen näherzukommen. Der Begriff Betätigung definiert die Summe von Aktivitäten und Aufgaben des täglichen Lebens, die durch Individuen und Kulturen benannt, strukturiert und mit Bedeutung belegt sind. Als bedeutungsvoll wer-

---

[2] Aus diesem Grund wird auch nachfolgend der Begriff „Klient" gebraucht und nicht „Patient".

Für eine Klientin mit einer Angstsymptomatik kann z. B. das Wiedererlernen des Einkaufens, zunächst durch Imagination und dann durch schrittweises Begleiten und Heranführen an das selbstständige Planen, Wählen, In-den-Korb-Packen und Bezahlen, ihre Ängste vor dem Einkaufen mindern und bewältigen helfen. Die Betätigung „Einkauf" wird hier gleichzeitig Mittel und Ziel.

den Betätigungen dann angesehen, wenn sie zielgerichtet und von den Menschen als signifikant sinnvoll anerkannt werden (Götsch, 2015, S. 80).

Die **Klientenzentrierung** versucht unter Berücksichtigung der individuellen Werte, Gewohnheiten, Ziele sowie Bedürfnisse des Klienten und einer Handlungs- und Aktivitätsorientierung vom Behandeln ins Handeln zu kommen. Die bisherigen medizinisch-psychiatrischen oder psychosomatischen Vorstellungen weichen langsam einem salutogenetischen Denken, das den Klienten als Partner deutlicher in die Planung mit einbezieht.

Im psychiatrisch-ambulanten Sektor kann die weitere Maxime der Ergotherapie – die **Lebensumweltbezogenheit** – konkreter im alltäglichen Bereich ein- und umgesetzt werden. Einschränkungen der sozialen Teilhabe bei Betätigungen in der Freizeit, dem Beruf oder dem Haushalt können vor Ort über die Vermittlung kreativer Lösungen vermindert werden.

Pia, 9 Jahre; bewegungsfreudig, ideenreich, einfühlsam, in der Schule z.T. trotz guter Intelligenz auffällig, unaufmerksam, verträumt. Pia kam mit dem eindeutigen Auftrag, sie wolle Fahrrad fahren können, weil alle Freundinnen dies könnten, sie aber Angst habe und bislang bei den ersten Versuchen trotz Hilfe der Eltern gescheitert und gestürzt sei. Pia wirkte selbstbewusst und sicher in ihrem Elternhaus gebunden. Für sie war das Fahrradfahren eine wichtige Fähigkeit, um mehr an den Aktivitäten ihrer Freundinnen teilhaben zu können, gleichzeitig aber auch unabhängiger vom Elternhaus zu werden.
Verschiedene Untersuchungen ergaben, dass sie ihre Achtsamkeit auf ihre eigenen Bewegungsvorgänge nur schwer lenken und eingrenzen konnte. Intermodale Leistungen, wie z.B. das Gleichgewicht zu bewahren und auditive oder visuelle Leistungen zusätzlich zu erfüllen, überforderten sie. Pia verstand mit therapeutischer Unterstützung und nach einigen Erprobungen recht schnell, welche Fähigkeiten sie erwerben musste, um ihrem Ziel „Fahrradfahren" näherzukommen. Auf spielerische Weise wurden vielfältigste Bewegungskombinationen mit vestibulären, tiefensensiblen, auditiven oder visuellen Anforderungen durchgeführt. Sie spürte und genoss deutlich das Wachsen ihrer koordinativen Fähigkeiten. Nach ca. 15 Einheiten bahnte sich die innere Entscheidungskompetenz – „Ich will es jetzt versuchen" – an. Nach der 18. Einheit planten wir die erste Probe unter Mithilfe des Vaters. Stolz präsentierte sie in der letzten, der 20. Stunde auf dem Handy eine Videosequenz über den ersten gelungenen Fahrversuch.

3.3.2 Begriffe zu Methoden im psychosozialen Kontext

Die in Punkt 3.2 genannten methodischen Ansätze der psychosozialen Ergotherapie enthalten handlungsleitende Ziele und Begriffe, die grundlegend das Arbeiten in der Psychiatrie oder im psychosozialen Kontext bestimmen:

- **Symptomorientierung, Symptomregulierung**; Methoden mit diesem Ansatz sind eigentlich nicht Kernthemen der psychiatrischen ET, weil sie sich an keiner betätigungsorientierten Lösung orientieren. Oft sind sie im akutpsychiatrischen Bereich aber grundlegend bedeutsam als Voraussetzung für das Einlassen auf komplexere Angebote. Gemeint sind hier eher Stress reduzierende, achtsamkeitsfokussierende, reizverarbeitende oder spannungslösende Angebote, die die physiologischen Voraussetzungen für eine eigenständige Betätigung oder das Einlassen auf ein psychotherapeutisches Setting schaffen.
- **Subjektbezogenheit, Ausdruckszentrierung**; bei der subjektbezogenen ausdruckszentrierten Methode wird die Klientin über kreativ zu gestaltende Angebote zur Auseinandersetzung und Reflexion mit ihren Gefühlen, Wünschen und Strebungen angeregt (Kubny-Lüke, 2015, S. 489–491). Der Begriff Subjekt wird hier nicht im tiefenpsychologischen Sinne verwandt, sondern die Klientin soll subjektiv ihren emotionalen Ausdruck finden und ihre Vorstellungen von anderen abgrenzen können.
- **Soziozentrierung – Interaktion**; die soziozentriert-interaktionelle Methode verfolgt die Auseinandersetzung mit dem eigenen Verhalten und der Reaktionen auf Gruppenmitglieder mittels gemeinsamer handwerklicher, gestalterischer und lebenspraktischer Aktivitäten. Das reflexive Selbsterleben, die Durchsetzung eigener Wünsche und Berücksichtigung der Bedürfnisse anderer in der Gruppe sollen die Ich-Funktionen und sozioemotionalen Fähigkeiten stärken.
- **Kompetenzzentrierung**; Angebote mit diesem Fokus, also mit lebenspraktischen und alltagsorientierten Maßnahmen, fördern die individuellen sensomotorischen und kognitiven Fähigkeiten und Fertigkeiten, die dem Klienten zur Bewältigung seines eigenen Alltags relevant erscheinen. Dies umfasst häufig auch die Förderung von Grundarbeitsfähigkeiten als Basis für eine arbeitsrehabilitative Maßnahme.
- **Wahrnehmungsbezogenheit und Handlungsorientierung;** unter dieser Kategorie werden alle Maßnahmen subsumiert, die nach dem Indikationskatalog der ET Ziele wie die Förderung der Selbst- und Fremdwahrnehmung, des Selbstvertrauens und Selbstverständnisses über körper- und wahrnehmungsbezogene Methoden anbahnen wollen. Im Wesentlichen wird von allen körper- und wahrnehmungsbezogenen Verfahren erwartet, dass sie positiven Einfluss haben auf:
    - das Körperbild als seelische Repräsentanz des eigenen Körpers
    - das Körperschema, die Konsistenz und die Grenzen des Körpers
    - Spuren von frühen Beziehungserfahrungen im Körpererleben
    (Scheepers et al., 2015, S. 496)

In Teilbereichen lässt sich also hier die KBT zuordnen.

3.3.3 Begriffe zum Ziel der ET

Trotz unterschiedlicher methodischer Ausrichtungen heißt es nach der AOTA-Domain (Scheepers et al., 2015, S. 418) immer:

> Ziel der Ergotherapie ist die Betätigung zur Teilhabe oder Partizipation im bedeutungsvollen Kontext.

Um dieses Ziel zu erreichen, müssen Ergotherapeuten folgende Faktoren ermitteln und objektivieren:

- **Performanz in Betätigungsbereichen**: Wie ist die Durchführung der Betätigungen, Handlungen in den Bereichen Arbeit, Schule, Bildung, Selbstversorgung, Spiel, Freizeit?
- **Performanzfertigkeiten**: Welche instrumentellen Fähigkeiten – mentale, psychische oder sensomotorische – werden benötigt und sind beobachtbar?
- **Performanzmuster**: Welche Rollen, Routinen, Gewohnheiten oder Verhaltensmuster sind für die Klientin bedeutsam auf dem Hintergrund ihrer Kultur?
- **Kontext**: Welche familiären, sozialen und beruflichen Umfeldbedingungen beeinflussen die Klientin?
- **Aktivitätsanforderungen**: Welche (zeitlichen, räumlichen, sozialen) Anforderungen müssen therapeutische Aktivitäten/Betätigungen erfüllen, um wirksam zu werden?
- **Klientenfaktoren**: Welche mentalen, kognitiven, affektiven, perzeptiven und physischen Einschränkungen sind durch die psychiatrische Erkrankung gegeben?

Diese Begriffe versuchen, die notwendigen Informationen und Wissensbereiche zu verdeutlichen, die Ergotherapeuten sich von Klienten, Kontext, Aktivitätsanforderungen und Krankheitsfaktoren erarbeiten müssen. In den angelsächsischen Ländern haben sich in den letzten Jahren dazu einige Praxismodelle etabliert, die mit ihren verschiedenen Manualen Hilfen bei der Ermittlung dieser Fragestellungen geben. Zwischen theoretischem Anspruch und praktischer Umsetzbarkeit müssen im Alltag immer wieder Kompromisse gefunden werden.

Nicht in der Definition enthalten, aber dennoch unverzichtbar ist das **klinische Reasoning**. Alle Gedanken und Strategien sowie der gesamte mentale Prozess, der den ergotherapeutischen Prozess begleitet, werden als klinisches Reasoning bezeichnet. In welcher Form und Qualität diese Erfassung erfolgt, kann ausschlaggebend für die Vertrauensbildung und den Erfolg der Behandlung sein, denn hier geht es nicht nur um ermittelte Fakten, Fähigkeiten des Klienten, sondern auch um gespeicherte innere Haltungen, Menschenbilder und das Vorstellungsvermögen in Bezug auf den möglichen Behandlungserfolg. Klinisches Reasoning geschieht nicht einfach nur, sondern kann in seinen unterschiedlichen Formen (interaktiv, narrativ, ethisch, pragmatisch oder wissenschaftlich) erlernt und verbessert werden (Feiler, 2015, S. 138).

ET Grundberuf	KBT Weiterbildungsmethode
- Begleitung, Unterstützung - Befähigung = Klientenzentrierung - Fähigkeitsstörungen - Bedeutungsvolle Betätigung - Selbstversorgung, Produktivität und Freizeit - Betätigung als Mittel und Ziel - Ziel = Teilhabe im bedeutungsvollen Kontext - Umweltbezogenheit - Symptomregulierung - Ausdruckszentrierung - Soziozentrierte, interaktionelle Methode - Kompetenzzentrierung - Wahrnehmungsbezug und Handlungsorientierung - Performanzfertigkeiten - Performanzmuster - Klientenfaktoren - Klinisches Reasoning	- Körperselbstwahrnehmung - Körperbild - Körperphänomene - Konzentratives Erspüren - Bewegungsmuster, in Bewegung sein - Unbewusste Handlungsimpulse - Gefühle, Affekte, Erinnerungen - Berührung, Berührt-sein - Erfahrungsbereitschaft - Symbolisierungsprozess - Versprachlichung - Beziehung zu Zeit und Raum - Vom Ich zum Selbst - Kernselbst - Objektbeziehung - Beziehungsdialog - Körperdialog - Übertragung und Gegenübertragung - Positionieren zwischen Polaritäten - Arbeit am Unbewussten - Selbstregulation

Schnittmenge
- Körpererfahrung, Arbeit mit Gegenständen, Gestaltung-Ausdruck
- Ich-Entwicklung
- Selbstbewusstsein
- Selbstwahrnehmung
- Handlungsorientierung
- Zielfindung
- Therapeutische Beziehung
- Teilhabe

Die Grundbegriffe der Ergotherapie und der Konzentrativen Bewegungstherapie und ihre Schnittmenge

3.4 Verhältnis der Grundbegriffe von KBT und ET zueinander

Im abgebildeten Schema werden noch einmal die wichtigsten Begriffe einander gegenübergestellt. Die Eigenständigkeit der beiden Bereiche bleibt erhalten und die Schnittmenge zeigt auf die Möglichkeiten, sich im alltagspraktischen Handeln positiv zu beeinflussen.

Es stellt sich nun die Frage: Lassen sich aus der Analyse der Grundbegriffe und insbesondere aus der Schnittmenge Verbindungen oder Gemeinsamkeiten, aber auch eine Trennschärfe zwischen bzw. zur KBT und ET herstellen? Der alltägliche Umgang mit den Grundbegriffen prägt in der gelebten Praxis sowohl die Methodik wie auch das Rollen- und damit ein therapeutisches Selbstverständnis.

Bei der Überlegung, welche theoretischen Schnittmengen oder Herausstellungsmerkmale sich für das Rollenverständnis in der KBT und ET ergeben, zeigen sich für die KBT:
- Arbeit am Selbsterleben über körperbezogene Wahrnehmung
- Symbolisierungsprozesse
- Psychodynamische Übertragungsprozesse

Die aus der KBT-Definition abgeleiteten Begriffe wollen handlungsleitend Aspekte des therapeutischen Prozesses von der basalen ICH-Erfahrung bis hin zur SELBST-Bestimmung aufzeigen. Dabei orientieren sie sich am konkreten Erleben und Handeln. Alle Begriffe um das Körperbild, das Körperselbst, die Körpererfahrung weisen auf entwicklungstheoretische und tiefenpsychologische Grundlagen hin. Ein Herausstellungsmerkmal der KBT ist der Symbolisierungsprozess über Körperphänomene oder symbolhaft besetzte Gegenstände. Die psychodynamische Arbeit am und mit dem Körper, mit unbewussten Anteilen in der Gegenübertragung wie auch die Symbolisierungsarbeit gehören zentral zum Rollenverständnis der KBT-Therapeuten. Deutlich wird auch, dass die Aufarbeitung des konflikthaften Geschehens nicht methodischer Selbstzweck ist, sondern sich am Ziel der Selbstbestimmung und Teilhabe im Leben der Patienten ausrichten muss.

Zusammenfassend bedeutet dies, dass die Begriffe zur Körper- und Symbolisierungsarbeit, zur Selbstbestimmung und zum dialogischen Prozess im Wesentlichen die Kernelemente der KBT sind, die übereinstimmend das Methodik- und Rollenverständnis der KBT-Therapeutinnen und Therapeuten prägen.

Für die Ergotherapie stehen als Herausstellungsmerkmale:
- Klientenzentrierung
- Bedeutungsvolle Betätigung
- Alltags- bzw. Lebenswelt- und Handlungsorientierung

Für die konkrete Patientenarbeit gehört zu einer klientenzentrierten Grundausrichtung der Grundansatz: begleiten, unterstützen, befähigen. Dies lässt erwarten, dass das therapeutische Angebot auf den realen Kontext der Lebenswelt des Klienten

Bezug nimmt, seine selbst erarbeiteten Ziele als Maxime gelten lässt und damit das Bedeutungsvolle in der Selbstversorgung, Produktivität und Freizeit hervorhebt. Lernen, selbstbestimmt und eigenverantwortlich zu handeln, ist Ziel und Mittel gleichzeitig.

Die darin enthaltende Handlungsorientierung von der Behandlung hin zum selbstständigen Handeln gehört zum Rollen- und Selbstverständnis der Ergotherapeuten.

Ein verbindendes Element in KBT und ET ist das **Handeln als Ziel und therapeutisches Medium**. In beiden Bereichen wird das Handeln als kreativer, nach Lösung suchender Prozess verstanden. „Ein Körperschema als Ergebnis eines interaktiven Entwicklungsprozesses bildet die Grundlage für die Kreativität des Handelns, d. h. das Entdecken, Aufspüren und Ausführen sinnerfüllter Handlungen in der Lebensführung" (Matter, 2012, S. 338, in Rössler & Matter). Der Weg zu einer gerichteten Intentionalität kann nur über die Selbstwahrnehmung der im Körper verankerten inneren Gewissheiten entstehen; was möglich ist, erreichbar, vertraut, beherrschbar, bewältigt werden kann (Marotzki, 2004, S. 96). Hier eröffnen sich deutliche Schnittmengen im Handlungsbezug von KBT und ET.

Während jedoch in der KBT das Handeln als „Probehandlung" helfen soll, spontan und eher unbewusst kreative Lösungen und Selbsterfahrung zu entwickeln, soll in der ET das Handeln oder die Betätigung im bedeutungsvollen Kontext direkt auf der realen Ebene dazu führen, Selbstvertrauen in die eigenen Fähigkeiten wiederzugewinnen. Ein Unterscheidungsmerkmal liegt also auch darin, dass KBT-Therapeuten sich mit dem Patienten auf die Spurensuche im unbewussten System begeben, um tiefer liegende Intentionen über Symbolisierungsprozesse aufzuarbeiten. Ergotherapeuten suchen Motivationsfaktoren eher aus dem realen, vertrauten Kontext oder Rollenverständnis heraus und nutzen diese, um Handlungen einzuleiten.

Da Klienten meist mit für sie realen Problemen, Symptomen oder Konflikten in die Praxis kommen, müssen sie zunächst auch aus dem realen sozialen oder beruflichen Kontext und ihrem Rollenselbstverständnis heraus angesprochen werden.

Ergotherapeutische Maßnahmen versuchen auf diesem real erfahrenen Hintergrund das individuell Bedeutungsvolle zu erarbeiten, Handlungen abzuleiten, zu trainieren, um Teilhabe zu ermöglichen.

Der Weg der KBT geht in die Tiefe, es gilt, die eigenen unbewussten Anteile z. B. am konflikthaften Geschehen im sozialen Kontext zu ergründen und neue Perspektiven aufzubauen, die Entscheidungen ermöglichen, wie jemand zukünftig teilhaben will.

Nach dieser Beschreibung kann beides zusammenwirken und Entfaltungsprozesse ermöglichen. Es ist jedoch sinnvoll, die Unterscheidung der methodischen Ansätze beim Beginn einer Therapie zu erläutern und gemeinsam abzusprechen.

3 Definition und Grundbegriffe der Ergotherapie

Frau M., 50 Jahre, Sachbearbeiterin, wurde betriebsbedingt gekündigt. Sie erhielt ein Zeugnis, mit dem sie nicht zufrieden war. Sie erzählte dies mit eingezogenem Kopf, vorwurfsvoll und mit leiser Stimme, fast schuldbewusst gegenüber diesem Schicksal. Es war ihr konkreter Wunsch, den Chef um ein neues Zeugnis zu bitten. In der KBT-Stunde arbeitete ich zunächst mit ihr an ihrer körperlichen Haltung, dem Erspüren der Schultern, dem Hals- und Nackenbereich und dem Rücken im Stand. Zunächst mit einem Tennisball, dann über meine Hände ließ ich für sie diese Regionen erfahrbar werden, neu und ein wenig lustvoll besetzen. Dann kündigte ich eine neue Qualität an und gab ihr in allen Bereichen viel Widerstand, beugte ihren Kopf, verschob ihre Schulter, versuchte über ihren Rücken den Standpunkt aufzuheben. Nach kurzer Irritation setzte sie sich mit aller Kraft zur Wehr, bis sie letztendlich ein Stopp – „jetzt reicht es" – formulierte. Noch schwer atmend, aber mit lachendem Gesicht erklärte sie, jetzt wüsste sie, wie sie auftreten müsse. Die letzten Minuten gehörten dann dem Transfer, wie (auch mit welcher Körperhaltung) sie diese Erfahrung aus ihrer Sicht am Arbeitsplatz dem Chef gegenüber umsetzen kann.

Dieses Beispiel zeigt, wie ergotherapeutische und KBT-therapeutische Zielsetzungen handlungsorientiert ineinanderfließen können. Das ergotherapeutische Ziel, die betriebsbedingte Kündigung nicht klaglos hinzunehmen, bedurfte aus psychodynamischer und körpertherapeutischer Sicht der Selbstwahrnehmung ihrer Wut, Kraft und eigener Widerstände.

Es macht Sinn, mit der Klientin den Blick nach innen zu schärfen, welche Erwartungen, Bedürfnisse, Gewohnheiten und Anforderungen ihren Alltag prägen und in welchem Verhältnis diese zueinander stehen. Erst die Einschränkungen, Hemmnisse, Vermeidungen und damit das Ungleichgewicht leiten dazu über, die äußeren wie inneren Bedingungen, Verhaltensweisen und -muster auf tieferen Ebenen anzuschauen.

3.4.1 Bedeutung von Gegenständen, Medien in der ET und KBT

In der ET wird häufig für die Betätigungsprozesse eine Auseinandersetzung mit bestimmten Materialien, Programmen, Medien oder realen Szenen eingesetzt, die Anpassungs- und Entfaltungsprozesse einleiten; sie erhalten den Status des dritten Elements im Therapieprozess. In psychosozialen Angeboten der ET stellen die gestalterischen oder handwerklichen Möglichkeiten den direkten Bezug zur eigenen Ausdrucks- oder Handlungsfähigkeit her. Die Freude am spontanen, selbst gemalten Bild, das spürbar den inneren Gefühlen eine Gestalt gab, stellt eine Verbindung von Bedürfnissen und eigener Ausdrucksfähigkeit her. Ebenso kann die Erarbeitung eines Werkstückes nach Anleitung zu einer tiefen Befriedigung über die Verbesserung der eigenen zielgerichteten Geschicklichkeit führen. In beiden Fällen verbessert sich, wenn diese Erfahrungen integriert werden, das Vertrauen in die eigene Kompetenz.

Auch die KBT nutzt Gegenstände als drittes Element in der Therapie, mit denen Spür- und Bewegungserfahrungen sowie auf der symbolischen Ebene vertiefende Einblicke in unbewusste psychische Bereiche erreicht werden. Im gemeinsamen Spiel fördert der Gegenstand als intermediäres Objekt die aktuell erlebte Beziehungsgestaltung zwischen gewohnten und neu ausprobierten Reaktionen. Ob beispielsweise ein Stab zwei Menschen – Therapeutin und Patientin – verbindet oder den Abstand reguliert, gehört immer in die aktuell erlebte Situation und kann das therapeutisch zu erstrebende Ziel, z. B. Nähe-Distanz-Regulierung, konkret verdeutlichen.

Zusammenfassend gehört sowohl für die ET wie auch für die KBT die Nutzung von Gegenständen zum therapeutischen Selbstverständnis.

3.4.2 Klientenzentrierung

Teilhabe an der Gesellschaft und Klientenzentrierung sind für mich ethisch und philosophisch grundlegende Ausrichtungen, die sich nicht nur an eine Berufsprofession binden lassen, sondern letztlich für alle Berufsdisziplinen in der Medizin handlungsleitend sein müssen. Für die ergotherapeutische Berufsphilosophie gehören die Wahl der therapeutischen Mittel und Maßnahmen und die Klientenzentrierung zusammen.

Die Klientenzentrierung basiert in ihren Ursprüngen auf den nondirektiven Formen der Beratung und Therapie nach C. Rogers (1981). Seine Grundstandards – wie vertrauensvolle Beziehung, die Arbeit am Selbstkonzept, die Authentizität und Empathie des Therapeuten und respektvolle Wertschätzung der Klienten – sollen auch in der Ergotherapie dazu führen, dass die Klienten befähigt werden, Problemlösungsstrategien für ihre individuellen Zielvorstellungen selbst zu entwickeln. Die Begriffe „Patientin" oder „Klientin" werden auch dadurch unterschieden, welcher Mitentscheidungsraum in der Zielbestimmung eröffnet wird. Da sich die Entscheidungsfindung in der ET auf reale, alltagsrelevante Aktivitäten und Betätigungen richtet, die der Klientin meist vertraut sind, erleichtert dies die Mitbestimmung für den Behandlungsfokus. Gemäß der Berufsdefinition bieten Ergotherapeuten als „Begleiter und Unterstützer" eine partnerschaftliche, gleichberechtigte Ebene oder einen Raum an, in dem die Klienten maßgeblich das Geschehen prägen. Letztlich ist die Nutzung des Begriffes „Klientin" grundsätzlich eher an ein salutogenetisches Konzept gekoppelt, in dem Klienten Kunden und Auftraggeber sind. Diese Grundgedanken sind grundsätzlich sinnvoll. Allerdings kommen Klienten mit einer psychiatrischen Diagnose oft mit dem Anliegen nach Führung, Hilfeleistung, Anregung in die Praxis, und es bedarf einer hohen professionellen Kompetenz, um sie auf den Weg zur Selbsthilfe, zum Selbstmanagement zu begleiten.

Während die therapeutische Grundhaltung in der KBT sicher ebenfalls als klientenzentriert zu bezeichnen ist, unterscheidet sich jedoch der offizielle Sprachgebrauch, da dort ausschließlich von „Patienten" gesprochen wird. Die Therapeutin macht sich nach der Diagnostik gemeinsam mit dem Patienten auf den Weg. Dabei obliegt es ihr, mit ihrer Empathie, ihrem professionellen Können und Wissen ein entsprechendes Erfahrungsangebot, eine Handlungsoption und damit einen Raum zu eröffnen, in dem Patienten sich mit ihrem aktuellen Konflikt oder Affekt erleben können. Der Begriff „Patientin" knüpft damit eher an ein kuratives und störungsbezogenes Bild vom Menschen an.

Obwohl auch die KBT handlungsorientiert Erfahrungsangebote mit bestimmter Ausrichtung anbietet, bleiben es offene Spielräume für ein szenisches Geschehen, in das sich die Patientin ihren Möglichkeiten und Intentionen entsprechend einlässt. Von der Therapeutin wird erwartet, dass sie intuitiv und vorausschauend einschätzen kann, wie viel Rahmen und Struktur sie geben muss, um einen vertrauensvollen Boden für das Erproben neuer Erfahrungen zu schaffen. Die verbalen Antworten und Spiegelungen auf das Geschehen verlangen eine wertschätzende, respektvolle und unterstützende Übersetzungssprache der Therapeutin, damit die Erfahrung positiv im prozeduralen Gedächtnisspeicher der Patientin andocken kann. Daher gehören die nondirektiven Grundstandards nach C. Rogers (1981) in der KBT zum Handwerkszeug der KBT-Weiterbildung. Der in der Klientenzentrierung enthaltene Gedanke der Partnerschaft zwischen Therapeutin und Klientin lässt sich auch auf die KBT übertragen. KBT-Therapeuten stellen z. B. ihr Wissen um entwicklungstheoretische Hintergründe zur Krankheitsentwicklung sowie ihre eigene Selbsterfahrungskompetenz bzgl. des Körpererlebens im therapeutischen Prozess zur Verfügung. Die Patienten bringen ihre Erfahrungsbereitschaft und den Mut mit, sich reflexiv ihr Verhalten auf ihrem biografischen Hintergrund anzuschauen und Neues auszuprobieren.

3.4.3 Körperzentrierung

KBT als körperorientierte Psychotherapiemethode nimmt den Körper natürlich in den Fokus als subjektiviertes „Objekt", zur Diagnostik der Körperphänomene, zum Ausdruck von Wahrnehmung, Bewegung sowie zum Handeln und zum Gestalten von szenischen Inhalten. In der psychiatrischen ET wird der Körper ebenfalls beobachtet: in seinem Ausdruck psychopathologischer Phänomene, in seinem Alltagshandeln sowie in der physiologischen Ausprägung und den koordinativen Kräften. Die Körperzentrierung ist kein Herausstellungsmerkmal für einen Berufsbereich, beide, ET und KBT, erheben in ihrer grundsätzlichen therapeutischen Betrachtung einen ganzheitlichen, leibseelischen Anspruch und keine Trennung von Psyche und Soma.

Das Selbstbild, z. B. der eigenen Fitness für anstehende Herausforderungen, hängt in der KBT wie auch in der ET von der körperlichen und mentalen Körper- und Selbsterfahrung ab. Das nachfolgende Beispiel stellt die eigene Körperzentrierung, das Bild vom Erleben und Erweitern der eigenen koordinativen Grenzen in den Mittelpunkt.

Mit diesem Beispiel soll abschließend noch einmal verdeutlicht werden, dass ein klassisch ergotherapeutisches Training mit Einflüssen aus der KBT zu einem sichtbaren Erfolg führen kann.

Frau H., 45 Jahre, Finanzbeamtin, kam mit einer ET-Verordnung zur Verbesserung der sensomotorischen Koordination in die Praxis. Sie selbst berichtete von ihren leidvollen Erfahrungen, dass sie beim Wandern mit einer Freundesgruppe in den Bergen immer zu langsam und die Letzte sei und bei manchen Aufstiegen sehr ängstlich reagiere. Aber auch in der Hausarbeit vermeide sie alle Tätigkeiten auf der Leiter: Ebenfalls sei Fahrradfahren schon seit der Kindheit stress- und angstbesetzt, so fahre sie mit ihrem Mann nur auf einfachen landwirtschaftlichen Wegen. Die ergotherapeutische Diagnostik ergab, dass Frau H. sich stets voll auf das Gehen konzentrieren musste und zusätzliche Inputs (wie ein Hindernis auf dem Weg) nicht bewältigen konnte. Frau H.'s wichtigstes Ziel war es, bei der nächsten Wanderung im Sommer besser, stressfreier mithalten zu können. Gleichzeitig brachte sie eine hohe intrinsische Motivation mit, alle Anregungen zu Hause weiterzutrainieren.

In der Therapie begann ich mit der Arbeit am Stand: „Wie stehe ich, welche Bewegungen spüre ich, wie bin ich imstande und bereit für den nächsten Schritt …" Unterschiedliche Balancekreisel wurden dann genutzt, mit sich steigerndem Tempo – dazwischen immer wieder „innehalten – überprüfen – den Atem spüren – bin ich imstande, die Anforderungen zu steigern". Frau H. übte zu Hause mit dem Trampolin das Gleichgewicht und bezog dabei auch gerne ihren Mann mit ein. Bald war eine sichere Automatisierung der Gleichgewichtsreaktionen erreicht. Der nächste Schritt bestand aus zusätzlichen Inputs und Stressmomenten, z. B. Zuwerfen von Bällen, auf einer instabilen Unterlage (Airexkissen, Trampolin) Zeitung lesen oder sich tänzerisch zu bewegen. Dabei mussten die oberen Extremitäten und Sinnesorgane andere zusätzliche Aufgaben erfüllen. Es machte großen Spaß, den Anforderungsgrad für uns beide immer weiter nach oben zu schrauben, und in der Leichtigkeit dieser therapeutischen Beziehung entstanden immer neue Ideen, die wachsenden Fähigkeiten von Frau H. weiter zu verfestigen.

Sie berichtete aus ihrer Kindheit, dass die Eltern auf ihre ängstliche Art im motorischen Bereich immer fürsorglich schonend reagiert haben, sodass sie sich auch bei ihrer Berufswahl eher für einen Weg der mentalen und kognitiven Herausforderung entschieden habe. Durch ihren Mann habe sie erst gespürt, dass ein wichtiger Ausgleich über die Bewegung erfolgen kann. Sie hatte aber das feste Bild von sich, diesem Anspruch nicht gerecht werden zu können.

Gegen Ende der Therapie äußerte Frau H.: „Es tut mir gut, dass Sie mich hier herausfordern und gleichzeitig immer wieder zum Spüren animieren, ob das, was ich tue, noch in meinem Rahmen ist. Ich kann dann selbst entscheiden, wie viel ich von mir fordere und wann meine Grenzen erreicht sind."

Wir vereinbarten gegen Ende der Therapie, alle wichtigen Trainingsangebote, die sie zu Hause durchführen konnte, zu fotografieren sowie eine Übungs-CD zu erstellen. Sie berichtete in der letzten Stunde, wie sie ihren Mann damit überrascht habe, dass sie nun alleine und angstfrei die gewaschenen Gardinen aufgehängt habe, und er stolz auf sie sei. Er unterstütze sie sehr und absolviere mit ihr gemeinsam ihr tägliches Trainingspensum. Drei Monate später erhielt ich einen Brief, dass sie mit großer Freude und Erfolg an der Wandergruppe in den Bergen teilgenommen habe.

Kapitel 4

Philosophische Grundannahmen und Menschenbild

4 Philosophische Grundannahmen und Menschenbild

4.1 Philosophische Grundannahmen der KBT

Die Philosophie oder die Grundannahmen der KBT sind eng mit Überzeugungen und Werten verknüpft, die berufliches Handeln leiten helfen. Grundsätzlich wird von der Grundannahme einer Leib-Seele-Einheit ausgegangen, die eine somatische Verkörperung von seelischen Entwicklungen, Konflikten und/oder Anpassungsreaktionen darstellt. Ein Bild zur Entstehung von seelischen Konflikten und in der Folge psychischen/psychosomatischen Erkrankungen erläutert H. Stierlin „… als Ausdruck und Folge von unterschiedlichen und doch nachvollziehbaren Bedürfnissen, die im körperlich-seelischen Haushalt nach Anerkennung und Befriedigung streben, jedoch mit anderen Bedürfnissen in Konflikt liegen und dann psychische wie auch körperliche Symptome zur Folge haben können. Hier kann von als unversöhnlich erlebten Bedürfnissen gesprochen werden, die sich unbewusst bzw. unwillkürlich körperlich und interaktionell zur Wirkung bringen." (Stierlin, 2010). In der Folge zeichnet er auch Zwickmühlen auf, in denen sich der Entscheidungsraum des Ich und die leibseelische Selbstregulation des Individuums einschränken. Während Stierlin daraus seine familientherapeutischen Interventionen ableitet, rückt in der KBT der Körper als Ort des psychischen Geschehens (Paluselli) in den Mittelpunkt der Betrachtung. Dieses im KBT-Kontext gelebte Menschenbild lässt sich wie folgt konkretisieren:

Die KBT geht von einem Individuum aus,
- welches einer ständigen Wechselwirkung von inneren Ansprüchen und äußeren Einflüssen ausgesetzt ist,
- welches von seiner herkömmlichen Kultur geprägt ist und seinen Sinnbezug und die Wertevorstellung daraus ableitet,
- welches individuelle Potenziale und Ressourcen hat, die es weiter auszudifferenzieren und zu versprachlichen gilt, um die Möglichkeit der eigenverantwortlichen Entscheidung für Veränderungen oder zur Selbstregulation auszubauen,
- dessen psychische Krankheit ein lebensgeschichtliches Problem darstellt, welches sich u. a. im Körperlichen symbolhaft ausdrückt,
- dessen Bedürfnis es ist, die eigenen Kompetenzen zu erweitern, sodass es ihm möglich wird, mit neuen Erfahrungen und eigenen Kräften Veränderungen einzuleiten,
- dessen komplexes menschliches Wesen mit seiner körperlich-seelischen Geschichte unseren Respekt erwartet, da wir immer nur einen Teil erfahren, uns ein subjektives Bild konstruieren und entsprechende Antworten suchen helfen.

4 Philosophische Grundannahmen und Menschenbild

Das Menschenbild der KBT-Therapeuten beruht auf der Annahme,
- dass durch konzentrative Hinwendungen die eigenen Sinneswahrnehmungen intensiviert und erweitert werden und emotional aufsteigend ein neuer Zugang zum Bewusstsein und zu Teilen des Unbewussten erlangt werden kann,
- dass Selbstwahrnehmung und Selbsterfahrung einen guten Weg darstellen, neue Dimensionen und Perspektiven des eigenen Seins zu erfahren,
- dass neben dem Vertrauen in die eigenen therapeutischen Möglichkeiten, sich als spiegelndes, haltendes, förderndes und forderndes Gegenüber zur Verfügung zu stellen, auch die eigenen Grenzen und persönlichen Rechte gewahrt bleiben müssen,
- dass die Selbstwahrnehmung der Therapeutin für eigene innere Prozesse und Selbstregulation Voraussetzung ist, um verantwortungsbewusst in der KBT die Grenzen der Patienten zu wahren sowie Risiken und Nebenwirkungen der Therapie respektvoll einzuschätzen.

Die KBT-Pionierinnen S. Cserny und C. Paluselli (2006) sowie Hans Becker (1997) beziehen sich in ihren philosophischen Betrachtungen u. a. auf:
- **Viktor von Weizsäcker:** „Gestaltkreis": Nach der Theorie der Einheit von Wahrnehmen und Bewegen wird mit jeder Belebung des Wahrnehmens eine innere Bewegung ausgelöst und mit jeder Bewegung wird Wahrnehmung belebt. Der Gestaltkreis erklärt sich als geschlossener Akt von Wahrnehmen und Bewegen, Denken und Sprechen, der das begreifende, verstehende ICH ermöglicht (von Weizsäcker, 1949).
- **Gabriel Marcel:** Seine Formel: „Ich habe einen Körper und ich bin mein Leib" ist Grundlage für vielfältige philosophische Betrachtungen in der KBT (Marcel, 1968).
- **Maurice Merleau-Ponty:** „Der Leib als vermittelnde Instanz zwischen Körper und Geist": Verhältnis der Wahrnehmung (Perzeption) und Speicherung äußerer Sinnesreize im Gehirn zur bewussten Wahrnehmung (Apperzeption), die auch die Hemmung unnötiger Reize beinhaltet (Merleau-Ponty, 1965).
- **Martin Buber:** „Das dialogische Prinzip", „Ich und Du": „Der Mensch kann nur gesehen werden in der Beziehung auf sein Du im menschlichen wie auch im religiösen Sinn" (Cserny & Paluselli, 2006).

Für die Entwicklung eines Menschenbildes sind auch die Ausführungen von T. Fuchs (2008) „Leib und Lebenswelt" hilfreich. Wie Gabriel Marcel (1945) und Merleau-Ponty (1965) legt er viel Wert auf die bekannte Unterscheidung von *Leib-Sein und Körper-Haben*, der Leib wird als das Vermögen betrachtet, zu sehen, zu berühren, zu empfinden. Bekannt sind seine Ausführungen zum Leibgedächtnis, in welches frühere erlebte Situationen und Handlungen gleichsam eingeschmolzen sind und mit Wiederholungen und Überlagerungen von Erlebnissen Gewohnheitsstrukturen sich herausbilden (Fuchs, 2008). So gehen z. B. eingespielte Bewegungsabläufe in „Fleisch und Blut" über, werden zu einem impliziten Können. Das Leibgedächtnis *vergegenwärtigt* die Vergangenheit nicht, sondern enthält sie als *gegenwärtig wirk-*

same in sich (Fuchs, 2008, S. 88). In den leiblichen Erfahrungsstrukturen ist nach Fuchs immer schon der andere Mensch mit enthalten – *die Zwischenleiblichkeit* –, der eigene Leib versteht sowohl über Erfahrung als auch über das Interagieren der Spiegelneurone die sprachlichen wie gestischen Interaktionen des anderen Menschen, bevor eine eigene Reaktion erfolgt.

Nicht explizit benannt wird in der KBT der theoretische Ansatz der humanistischen Psychologie z. B. nach Rogers, der weg vom therapeut- zum klientzentrierten Ansatz geht. Im Grundsatz stellt auch er den Menschen Angebote zur Verfügung, die das Neuerlernen bzw. Neuerfahren begünstigen. Rogers sieht das Lernen als lebenslange Suche nach persönlichem Sinn, Erfüllung, Wachstum und Selbsterkenntnis (Hagedorn, 2000, S. 62).

Wenn in KBT-Büchern Angebote zu grundlegenden Lebensthemen verwandt werden, bieten sie immer auch deutliche Anregungen zu philosophischen Grundfragen des Lebens. Sie schließen eine personenzentrierte Vorgehensweise, die keine Wertung kennt, sondern das aktuelle Wahrnehmen und Erleben in seiner Bedeutsamkeit auf dem Hintergrund der biografischen Geschichte zu erfassen sucht, mit ein. So enthält die therapeutische Anregung, „sich einen Platz im Raum zu wählen, ihn persönlich zu gestalten, abzugrenzen", viele Anteile eines existenzphilosophischen Ansatzes, nämlich die Frage, ob die Betroffene ihren Platz in der Gesellschaft bestimmen und gestalten und damit am Leben in der Gesellschaft teilhaben kann. Somit sind das Menschenbild und der Therapieprozess in der KBT sehr verwoben mit der humanistischen Psychologie.

Eine letztlich humanistische Grundhaltung verkörperte auch Heinrich Jacoby in seinen Schriften „Jenseits von Begabt und Unbegabt". H. Jacoby (Jacoby, Hrsg. Ludwig, 2004) setzte sich experimentell und theoretisch mit Grundproblemen der Wahrnehmungs- und Ausdrucksfähigkeit auseinander. Seine frühen Untersuchungen und Beobachtungen in den ersten Jahrzehnten des 20. Jahrhunderts führten ihn zur Erkenntnis, dass Leistungsschwierigkeiten nicht ein Problem der Leistungsfähigkeit sind, sondern ein Problem der Leistungsbereitschaft. Seinen Beobachtungen zufolge wirken frühe störende Milieueinflüsse, die unbewusst den Gebrauch der Fähigkeiten zu spontanen unmittelbaren Kontakten mit der Umwelt erschweren, hemmend auf die Entwicklung einer offenen sinnlichen Empfangsbereitschaft. Alles „Machen-Wollen", alles „Verhalten auf Vorrat" beeinträchtige die sinnliche Empfangsbereitschaft, das „Sich-gelassen-Einstellen" oder die „Reagierbereitschaft" auf Prozesse mit der Umwelt. Das Gleiche trifft für Jacoby auch auf alle Denkprozesse zu, die sich weit intensiver und effektiver beim offenen „Zueinander-in-Beziehung-Kommen" entfalten als beim bohrenden, angestrengten Suchen. Dieses Verhalten verlangt und bedarf größerer Stille, Gelassenheit und Selbstständigkeit des Erfahrenden und des Sich-Äußernden. Es führt zu Selbstständigkeit im Urteilen. In experimentellen Arbeitsstudien mit Gruppen versuchte er zu verdeutlichen, wie erwachsene Menschen sich einen zweckmäßigen Standort für die Selbstbeurteilung erarbeiten können und wie sie durch systematischen Abbau unzweckmäßiger Verhaltensweisen Wahrnehmungs-, Erfahrens- und Arbeitsqualität verbessern lernen (Jacoby, Hrsg. Ludwig, 2004).

Diese Annahmen haben auch heute noch Gültigkeit für die philosophische Grundhaltung in der KBT, wenngleich ihr sprachlicher Impetus dem Zeitgeist der 20er- bis 40er-Jahre des letzten Jahrhunderts entspricht.

4.2 Philosophische Grundannahmen der ET

Die Berufsphilosophie und damit das Selbstverständnis der Ergotherapie hat sich in den letzten Jahren stark gewandelt und einen Paradigmenwechsel vollzogen. In weiten Teilen des Berufsstandes fand damit ein Wertewechsel statt, der nicht mehr die Wiederherstellung von Funktionen oder Verbesserung pathologischer Zustände im Fokus hatte, sondern die selbstständige Handlungsfähigkeit im Alltag.

Karin Götsch (2015, S. 3) zitiert für das Verständnis der Philosophie der Ergotherapie die Grundannahmen Adolf Meyers, eines wichtigen Vertreters der „mental hygiene movement". Diese Bewegung um 1900 in der Psychiatrie der USA wollte die Verbesserung des Zustandes in den Kliniken forcieren. Die Grundannahme dieser Bewegung war, dass Betätigung als zentrales menschliches Bedürfnis zur Gesundung beiträgt und die angemessene Gestaltung der Umwelt einen wesentlichen Beitrag zur psychischen Gesundheit leisten kann. Götsch bezieht zudem aus den sozialwissenschaftlichen Kerntheorien handlungs-, rollen- und systemtheoretische Ansätze mit ein.

Daraus entwickelten sich verschiedene Grundforderungen (Götsch, 2015, S. 2):
- Bedeutungsvolle Betätigung soll zentraler Bestandteil der therapeutischen Intervention sein.
- Es soll eine Balance zwischen den Betätigungen im persönlichen, häuslichen oder beruflichen Alltag und den Freizeitaktivitäten erreicht werden.
- Ergotherapeuten sollen ihren Klienten Möglichkeiten für eigene Problemlösungen und Planungen zur Verfügung stellen, sodass die Klienten die Regie über ihre Entscheidungen selbst übernehmen können.

Deutlich wird hierbei, dass dem Begriff Betätigung das amerikanische Wort „Occupation" zugrunde liegt und im Wesentlichen die Summe der Aktivitäten und Aufgaben des täglichen Lebens beinhaltet, die dem Einzelnen mit seiner kulturellen Identität einen Sinn und eine Bedeutung verschafft.

Die Berufsphilosophie der Ergotherapeuten haben nach Götsch (2015, S. 2) darüber hinaus zwei Schlüsselthemen geprägt:
- der Glaube an eine klientenzentrierte Praxis mit der positiven Einschätzung
    - der Einzigartigkeit des Menschen,
    - seiner verschiedenen Kompetenzen und Ressourcen,
    - seiner Fähigkeit, die Priorität eigener Bedürfnisse und Ziele definieren zu können,
    - seinen Bewältigungsstrategien,

- seines Motivationspotenzials und der Selbstwirksamkeit, die eigene Situation verändern zu können;
- der Glaube an den Sinn und Wert von Betätigung, konkretisiert durch die Annahmen, dass
    - Betätigung als grundlegendes menschliches Bedürfnis gilt,
    - Betätigung dem Leben Sinn gibt und damit die Lebensqualität verbessert,
    - Betätigung eine gesunde Lebensführung unterstützt,
    - Betätigung eine körperliche, geistige, soziale, emotionale, psychologische und
    - spirituelle Dimension hat.

Einen breiten Raum nehmen in der Diskussion auch die Kontextfaktoren ein. Es wird erkannt, dass die Problematik evtl. nicht allein beim Individuum, sondern in der räumlichen Umwelt zu suchen ist. Das bedeutet, die sinnvolle Anpassung eines Umfeldes, z. B. des Arbeitsplatzes oder eines barrierefreien Hauses, kann ebenso die befriedigende Bewältigung und Autonomie des Individuums ermöglichen. Für den psychosozialen Bereich, die soziale Umwelt kann dies aber auch den Einbezug und die Anleitung von Angehörigen in den Behandlungsprozess bedeuten. Zu den Kontextfaktoren gehören auch kulturelle Aspekte, insbesondere bei Migranten, die angesichts von Sprachproblemen in der Praxis z. T. nicht optimal berücksichtigt werden können.

4.2.1 Philosophische Grundannahmen und ergotherapeutische Modelle

Durch die zunehmende Einrichtung von Fachhochschulstudiengängen in der Ergotherapie haben sich in den letzten Jahren verschiedene konzeptionelle Modelle der Ergotherapie etabliert, die bezugnehmend auf die philosophischen Grundgedanken und verschiedenen Kerntheorien handlungsleitend Hilfestellung für die Praxis geben können. Ein maßgebliches Modell aus den USA nach Prof. Gary Kielhofner (2002) ist das Model of Human Occupation (MOHO – Modell der menschlichen Betätigung). Prof. Gary Kielhofner, eine Leitfigur amerikanischer Ergotherapie und vor seinem Tod Professor für Ergotherapie an der University of Illinois, Chicago, entwickelte dieses Praxismodell zwischen 1980 und 1985.

Leitfragen des Modells sind:

Was motiviert einen Menschen, eine Handlung durchzuführen?

Wie schematisieren Menschen Handlungen zur Routine und in ihrem Lebensstil?

Welche Elemente weisen eine kompetente Handlung auf?

Welchen Einfluss hat die Umwelt auf menschliches Handeln?

Aus diesen Leitfragen resultiert die Konzeptualisierung der menschlichen Betätigung als ein Zusammenspiel der Komponenten/Subsysteme:

- **Volition**: Mit welchen Interessen, welchem Selbstbild und welchen Werten wählen Menschen eine Betätigung aus?
- **Habituation**: Wie strukturieren und regulieren sie ihre Betätigung, sodass sich daraus Handlungsmuster/Gewohnheiten/Routine und Rollen entwickeln?
- **Performanzvermögen**: Mit welchen sensomotorischen und prozesshaften Fertigkeiten sowie Kommunikations- und Interaktionsfähigkeiten wird die Betätigung durchgeführt? Kielhofner (2002) spricht hierbei in Anlehnung an Merleau-Ponty (1965) vom gelebten Körper, in dem Körper und Geist in der Erfahrung des Seins nicht voneinander zu trennen sind.

Aus diesem Modell, das hier nur fragmentiert dargestellt ist, resultieren vielfältige Selbstbewertungsinstrumente, die den Ergotherapeuten maßgebliche Hilfestellungen in der Diagnostik, Planung und Auswahl ihrer Methoden sowie der Beratung ihrer Patienten geben (Mentrup, 2015, S. 127).

Die Auseinandersetzung mit Modellen der Ergotherapie führte zwangsläufig zum Erkennen verschiedener Denkrichtungen wie des „Bottom-up"-Ansatzes oder des „Top-down"-Ansatzes.

Es macht Sinn, sich entsprechend dem Top-down-Ansatz zu fragen, welche Wert- und Rollenvorstellungen, welches Selbstbild und welche Motivations- und Zielvorstellungen den Menschen prägen, bevor Detailziele wie Konzentrations- und Antriebsfähigkeit oder Geschicklichkeitsaspekte die Einleitung des Behandlungsprozesses bestimmen. Umgekehrt dürfen beim Training basaler Fähigkeiten wie der Feinmotorik – also in der Bottom-up-Phase – nie die Top-down- oder Partizipationsziele vergessen werden.

Maria Schwarz (2015, S. 68) fand in den Theoriemodellen nachfolgenden eindrucksvollen Konsens für die Handlungsabläufe in der Ergotherapie:

- **E**nergien erschließen – z. B. durch motivierende alltagsrelevante Zielfindung
- **R**ealitäten erfassen – z. B. durch handelndes Erfahren von Selbstwirksamkeit
- **G**renzen erweitern – z. B. durch Entwickeln von konkreten Potenzialen und Perspektiven
- **O**rientierung erarbeiten – z. B. durch durchlebte Entscheidungen und Selbstverankerung

4.3 Das eigene berufliche Selbstverständnis und Menschenbild

Das persönliche berufliche Selbstverständnis und Menschenbild der Autorin ist geprägt durch 10 Jahre Erfahrung in der Arbeit mit psychisch erkrankten Menschen im klinischen Bereich. Es folgten 25 Jahre im ambulanten Bereich, in denen Ergotherapie und KBT den Kern der Arbeit mit psychisch erkrankten jungen und erwachsenen Klienten bildeten.

Menschen mit psychischen Problemen kommen mit unterschiedlichen Erwartungen in die Praxis. Allen gemeinsam ist, dass sich ihre Probleme in einem individuellen biografischen Kontext, mit einem bestimmten Lebensstil und genetischen Voraussetzungen herausgebildet haben. Viele ihrer Lebens- und zwischenmenschlichen Erfahrungen haben sich in ihrer Seele und ihrem Körper manifestiert.

Während die KBT dabei als Begegnungs-, Annäherungs-, Selbsterkennungs- und Loslösungsprozess verstanden werden kann, wird die ET als handlungs- und lösungsorientierter Prozess mit experimentellen Anteilen zur Wiedergewinnung einer autonomen Rolle oder in der Alltagsbewältigung gesehen.

In der Begegnung mit den Klienten kann ein Behandlungsauftrag nur auf partnerschaftlicher Ebene im dialogischen Prinzip erfüllt werden. Das bedeutete für die klinische und ambulante Praxis:

- Das Ziel, individuelles Leiden mit den Symptomen versuchen zu mindern, kann z. B. bedeuten, dass die Klientin lernt, Zustände besser zu akzeptieren oder mit anderen Perspektiven neu einzuschätzen (*Lerntheoretischer Ansatz*).
- Es wird versucht, die biografischen Hintergründe über sinnliche und motorische Erfahrungsangebote zu verkörpern, sodass die Klientin ihren eigenen Schlüssel zu ihrer individuellen Art, ihren Gewohnheiten und Mustern entdeckt, Veränderungsimpulsen nachspürt und Ideen für ein eigenverantwortliches neues Handeln entwickeln lernt. Die individuelle strukturelle Entwicklung, die ihre Ursprünge im interaktiven Austausch zwischen dem Kind und seinen ersten Bezugspersonen hat, spiegelt sich auch in der therapeutischen Beziehung wider. Deshalb ist das besondere Augenmerk auf die erlebten und dargestellten Affekte und Emotionen für alle Vorgänge des Selbstverständnisses und der Beziehungsgestaltung unverzichtbar (*Entwicklungspsychologischer Ansatz*) (Rudolf, 2006, S. 24–25).
- Es wird versucht, auf der Körperebene zu verstehen, welche emotionalen Hemmnisse und Blockierungen vorhanden sind und welche Form der autonomen Selbstregulation gefunden werden kann, mit dem ein psychosomatisches Verständnis für die Verkörperung innerpsychischer Konflikte erworben wird (*Psychosomatischer Ansatz*).
- Die Fähigkeit, die Wahrnehmung des Fühlens, Denkens und Handelns – die verkörperte Selbstwahrnehmung – zu fördern und/oder sie miteinander in Einklang zu bringen, ist ein therapeutisches Ziel. Die Therapeutin muss sich dabei ihrer Vorbildfunktion bewusst sein.

- Nicht unterschätzt werden dürfen Einflüsse aus den unterschiedlichen kulturspezifischen Kontexten sowie familiäre Rollenerwartungen, die von den Klienten gelebt werden, bis hin zu all den individuellen Bedürfnissen, die daraus abgeleitet werden müssen. Es gilt, ein systemisches Verständnis der Problemlage mit dem Aufmerksamkeitsfokus auf die Ressourcen und Lösungsansätze der Klienten zu entwickeln (*Systemischer Ansatz*).
- Zentral ist auch das Bedürfnis der Klientin, in ihrer Einzigartigkeit verstanden zu werden, z. B. in der Polarität zwischen verletzten Anteilen und eigenen Bewältigungsstrategien. Darüber hinaus gilt es, sie in der Suchbewegung ihrer persönlichen Sinnfragen zu unterstützen, denn die Sinnfragen gehen meist einher mit den aktuellen Entwicklungsaufgaben des Menschen.
- Die individuellen Ressourcen und Potenziale der Klientin sind zu aktivieren und zu verstärken, damit ein „Möglichkeitsraum" eröffnet wird, in dem die Klientin sich gegenwärtig bewegen kann. Dabei sind Aspekte der bedeutungsvollen Betätigung hinsichtlich der Zielfindung und Teilhabe im Leben sehr wichtig.
- Das Bewusstsein für die Differenz zwischen dem eigenen Bild von Krankheit und dem Bild der Klienten ist immer im Blick zu halten.

4.4 Menschenbild und therapeutische Beziehung

Die praktische Umsetzung des Menschenbildes liegt in der Art und Weise, wie die therapeutische Beziehung gestaltet wird. Viele wissenschaftliche Untersuchungen im psychotherapeutischen Setting gehen inzwischen von einer hohen Bedeutung der therapeutischen Beziehung als Wirkfaktor einer Therapie aus, der Faktor liege höher als die Art der unterschiedlichen psychotherapeutischen Methoden.

Grundfaktoren der therapeutischen Beziehung sind neben den o. g. Faktoren und einer Empathie für den Menschen die Vereinbarungen zu einem klaren Rahmen, zu klaren Zeitstrukturen, klaren Absprachen, Verlässlichkeit. Aber auch das Angebot eines offenen Raumes, der Bewegung, Rückzug, Symbolisierung, Spielraum sowie Herausforderungen ermöglicht, unterstützt die Entwicklung einer therapeutischen Beziehung.

Es braucht zudem eine Begegnung mit der eigenen Demut, wenn klar wird, dass für die Therapie nur ein begrenzter Zeitraum zur Verfügung steht, in dem die Klienten einzelne wichtige Denk- und Erfahrungsanstöße in der KBT bekommen können. Wir müssen es jedoch deren eigener Entscheidung überlassen, ob sie diese weiter ausdifferenzieren und leben.

Körpertherapeuten sind gehalten, mit großer Aufmerksamkeit, Respekt und Achtsamkeit den Menschen durch ausgewählte Interventionen anzuregen, die sich am Ziel „Weiter-Entwicklung" orientieren, weil

- wahrnehmungsbezogene Angebote Einfluss auf das innerpsychische Geschehen nehmen und Unbewusstes zutage tritt, was z. B. schambesetzt sein kann,
- die neue therapeutische Beziehung zunächst Irritationen bzgl. der gewohnten alten Bindungsstrukturen (z. B. mit den Partnern) initiieren kann,
- bei Berührung die Grenzen des anderen verletzt werden können,
- die Therapeutin sich als Gegenübertragungsobjekt zur Verfügung stellt und daher ihre persönlichen Impulse und Bedürfnisse wahrnehmen, aber zurückhalten muss,
- stabilisierende Maßnahmen zur Stärkung der Widerstandskräfte und Abgrenzungsfähigkeit (vgl. strukturbezogene Psychotherapie) manchmal sinnvoller sind als aufdeckende therapeutische Interventionen.

Patientin Frau O., 52 Jahre, freiberuflich im Coaching-Bereich tätig, war seit einigen Jahren bei verschiedenen Ergotherapeuten in Behandlung. Sie gab als Ziel an, nach schwersten frühen traumatischen Kindheitserfahrungen sei es ihr Wunsch, für ihre Arbeit an den „inneren Teilen und Kindern" auch hier in der Praxis einen Platz zu finden, in dem sie mit ihren „inneren Kindern" einen sicheren, ruhigen Ort habe.
Nach einigen Wochen intensiver KBT-Arbeit, die ihr Halt gab, tauchte in einer Nachbesprechung zum Transfer ihrer aktuellen Erfahrung das Stichwort „Arbeit" auf. Ich knüpfte daran an und stellte Fragen zu ihrem aktuellen Arbeitsprozess. Sie blockierte sofort deutlich mit hohem Affekt. Hier in diesem Kontext wolle sie nur, dass ich für die „inneren Kinder" sorgend zuständig sei. Ich betonte, dass mir diese wichtig seien, ich aber zwei Herzen in meiner Brust schlagen spüre und auch als Ergotherapeutin einen Blick für ihre Produktivität, ihre Rolle und Teilhabe im Leben gewinnen wolle. Sie untersagte mir einen Auftrag in dieser Richtung, was nun deutlich machte, dass wir in einer Beziehungsdynamik angekommen waren, in der es um Macht und Ohnmacht, Richtungszuweisung und Abgrenzung ging.
Nach einigen Stunden, in denen keine Klärung der therapeutischen Beziehung möglich schien, wurde die Therapie beendet.

Dieses Beispiel macht deutlich, dass es nicht immer einfach ist, KBT- und ergotherapeutische Zielsetzungen „unter einen Hut" zu bringen, und eine klare innere Positionierung der Therapeutin unverzichtbar ist. Hier reiben sich ergotherapeutische und körpertherapeutische Sichtweisen. Die Patientin spürte dies und bestand auf der „einfühlsameren" Seite der KBT-Therapeutin, bei der sie ihre traumatisierten Anteile geschützter erleben wollte, und lehnte die ergotherapeutische Seite ab, die ebenfalls Ziele einer realistischen Alltagsbewältigung im Beruf und in der Freizeit verfolgte. Möglicherweise war die Vermeidung vieler realitätsnaher Inhalte wichtig, um sich nicht mit der eigenen Angst und der Scham vor dem möglichen eigenen Versagen auseinanderzusetzen.

4.5 Menschenbild und ethische Verantwortung

Berufsethik gilt als eine bestimmte Ebene der Reflexion über Normen und Wertvorstellungen und damit als wesentliche Komponente verantwortungsbewussten therapeutisch-professionellen Handelns (Hack & Zotter, 2004, S.133). Berufsmoralische Entscheidungen in Verbindung mit einem werteorientierten Menschenbild können sein:

- das Wohl der Klienten über wirtschaftliche Bedingungen zu stellen,
- das eigene Wissen zu aktualisieren, sich der wissenschaftlichen Weiterentwicklung und Qualitätssicherung zu stellen,
- eine Gleichbehandlung unabhängig von kulturellen und anderen Hintergründen bei der Auswahl der Klienten vorzunehmen.

Die Verantwortung gilt aber nicht nur den Klienten, wenn auch in erster Linie, sondern auch den Angehörigen, die mit ihnen zusammenleben. Darüber hinaus besteht auch eine Verantwortung gegenüber dem verordnenden Arzt sowie den Krankenkassen, mit denen ein Vertrag über wirtschaftliches therapeutisches Handeln vollzogen ist.

4.6 Zusammenfassung

Die philosophischen Grundannahmen beider Bereiche fließen bei der Ausrichtung einer ganzheitlichen therapeutischen Perspektivbildung für die Klienten ineinander über. Während in der KBT-Praxis die Leib-Seele-Einheit, der Gestaltkreis, das dialogische Prinzip das therapeutische Handeln philosophisch untermauern, konzeptioniert die betätigungsorientierte ET das Zusammenspiel der Komponenten Volition, Habituation und Performanzvermögen, den Glauben an eine Klientenzentrierung und den Sinn und Wert von Betätigung. Der besondere Bezug der Klientenzentrierung in der ET ist im therapeutischen Handeln in der KBT ebenfalls wiederzufinden. Die Klientenzentrierung nimmt in allen Ausführungen zur therapeutischen Grundhaltung einen breiten Raum ein.

Die Bedeutsamkeit einer professionellen, therapeutischen Grundhaltung in der Beziehung von KBT und ET heben Therapeuten in diesen Bereichen immer wieder als tragendes Element hervor. Jede Therapeutin bringt dabei ihren eigenen Kontext mit (der ihr bewusst sein sollte), ihre berufliche Prägung, ihre persönliche und therapeutische Grundhaltung, aus der heraus verstanden, gespiegelt, reagiert und interveniert wird.

Grundhaltung für die therapeutische Beziehung und den Prozess in der **KBT**:

- Entwicklung einer haltenden, tragenden, fördernden und fordernden, vertrauensvollen Beziehung
- Respekt und Achtung vor der Individualität, inkl. der komplexen Geschichte
- Unterstützung der eigenständigen Problemlösung durch Bereitstellung aller Informationen, die zum Verständnis der Einschränkung geführt haben
- Spiegeln der sichtbaren Phänomene
- geteilte Aufmerksamkeit für eigene innere Vorgänge und spürbare Vorgänge bei Patienten, Übertragungs- und Gegenübertragungsprozesse
- ernsthafte und dennoch humorvolle Begleitung, wenn Entlastung der Patientin geboten ist
- Entwicklung einer gemeinsamen Deutung von Symbolisierungsprozessen
- Wachsamkeit, im Hier und Jetzt Phänomene anzuschauen, zu überprüfen und mögliche Erinnerungen damit zu verknüpfen
- ausreichend körper- und bewegungstherapeutische Erfahrungsräume zur Verfügung stellen, die den Zugang zu impliziten Gedächtnisinhalten ermöglichen und eine Neuorientierung eröffnen
- Authentizität bei der Lösung von Konflikten zwischen Therapeutin und Patientin
- Dialog auf partnerschaftlicher Ebene
- Vermeidung aller Wertungen
- Ziele der Patientin ernst nehmen und erkennbare erste Anzeichen für die Zielvorstellung erarbeiten
- ein ausgewogenes Halten, Standhalten, Aushalten und Widerstand-Setzen
- angemessene Formen der Loslösung entwickeln

4 Philosophische Grundannahmen und Menschenbild

Grundhaltung für die therapeutische Beziehung in der ET:

- Entwicklung einer haltenden, tragenden, fördernden und fordernden, vertrauensvollen Beziehung mit dem Schwerpunkt Begleitung statt Führung
- klientenzentriert gemeinsame Zielvorstellungen entwickeln, ggf. durch den Einsatz von Assessments
- die Ziele der Klientin ernst nehmen, ihnen hohe Priorität einräumen
- Authentizität und Kongruenz
- transparent die Möglichkeiten und Grenzen der Ergotherapie aufzeigen
- Respekt und Achtung vor der Individualität und handlungsbezogenen Geschichte
- Empathie für die Bedingungen und den Leidensdruck
- Vermeidung aller Wertungen
- Achtsamkeit der Therapeutin für die eigenen Grenzen
- ausreichenden Planungszeitraum für betätigungsorientierte Angebote einräumen
- Entscheidungsfreiräume ermöglichen
- Wachsamkeit und Aufmerksamkeit während der Begleitung oder Durchführung der betätigungsorientierten Aufgaben
- Spiegeln und Verstärken der sichtbaren Veränderung
- langsames Ausschleichen der therapeutischen Begleitung

Kapitel 5

Kerntheorien

Therapeuten im Gesundheitswesen werden immer mehr mit der Anforderung nach wissenschaftlicher Untermauerung ihrer Arbeit konfrontiert. Das eigene diagnostische und therapeutische Handeln und seine Wirksamkeit sollen wissenschaftlich begründbar sein und neue wissenschaftliche Erkenntnisse berücksichtigen. KBT und ET besitzen in Deutschland nur junge eigene Forschungsansätze. Daher müssen Bezugswissenschaften wie die Medizin, Psychologie, Biologie, Pädagogik, Philosophie und Soziologie hinzugezogen werden, die der Komplexität der Fragestellungen in beiden Disziplinen gerecht werden. Für beide Disziplinen sind mehrere theoretische Ansätze notwendig, um die Komplexität menschlichen Handelns, Verhaltens, menschlicher Bedürfnisse, Gedanken und Gefühle verstehen zu lernen. Die Filterung der für die Autorin wichtigsten elementaren theoretischen Ansätze wird nun unter dem Aspekt der Kerntheorien zusammengefasst.

5.1 Kerntheorien der KBT

Zunächst führt die Frage, welche der wissenschaftlichen Ansätze aus den Anfängen bis heute noch maßgeblich sind, zurück auf Elsa Gindler (von Arps-Aubert, 2010). Ihre Ansätze und Vorgehensweise zur Begründung einer achtsamen Selbstwahrnehmungs- und Bewegungsschulung basierten zunächst auf vielfältigen Erfahrungen und wurden in den Arbeitsgemeinschaften und Kursen methodisch weiter erarbeitet. Mit ihren pädagogisch-philosophischen und grundsätzlichen Betrachtungen zu den individuellen Entwicklungspotenzialen könnten sich Elsa Gindler und Heinrich Jacoby (2004) auch in der Kernthese der humanistischen Psychologie von Carl Rogers (1981) wiederfinden:

> *„Das Individuum verfügt potentiell über unerhörte Möglichkeiten, um sich selbst zu begreifen und seine Selbstkonzepte, seine Grundeinstellung und sein selbstgesteuertes Verhalten zu verändern; dieses Potential kann erschlossen werden, wenn es gelingt, ein klar definiertes Klima förderlicher psychologischer Einstellungen herzustellen."* (Rogers, 1981, S. 66).

Erst Helmut Stolze (1984) und Hans Becker (1997) nehmen Bezug auf psychoanalytische und tiefenpsychologische Wissenschaftstheorien. Sie weisen auf die Notwendigkeit der Einbeziehung von leibnahen Erfahrungen, die Bedeutung der Patient-Therapeuten-Beziehung unter Nutzung von psychodynamischen Begriffen der Tiefenpsychologie wie die Übertragung und Gegenübertragung, Widerstand und Abwehr im psychotherapeutischen Kontext hin. Becker sah die KBT dabei zunächst im präverbalen Kommunikationsraum angesiedelt.

Klassifikatorisch ließe sich Sigmund Freud (1923) mit seiner Strukturtheorie, der Persönlichkeit in den Instanzen Ich, Es und Über-Ich sowie dem Konzept der prägenitalen und genitalen Triebentwicklung für die KBT nutzen. Auf dieser Grundlage entwickelten nächste Generationen von Psychoanalytikern die Ich- und die Objektpsychologie sowie die Objektbeziehungstheorie und Entwicklungstheorien (vgl. auch Abschnitt 2.2.3 Entwicklung vom ICH zum SELBST).

Psychosomatik, Psychotherapie und Psychiatrie gründen in subjektiven seelischen Erfahrungen und dem Verhalten des Individuums. Seelische Phänomene und ihre Wechselwirkung mit somatischen Gegebenheiten werden als biopsychosoziales Modell verstanden. Dies beinhaltet, dass auf neurobiologischen Grundlagen und Erkenntnissen basierend die Entwicklung des menschlichen Gehirns abhängig bleibt von der Nutzung und Förderung seiner Funktionen. Die Entwicklung höherer Systeme und Fähigkeiten gründet dabei auf der gesunden Entwicklung vorangehender grundlegender Systeme und Strukturen. Gut bewältigte Entwicklungsperioden in der frühen Kindheit legen früh die Basis für ein neuronales Netz des Gehirns, welches integrative Antworten auf die Herausforderungen der Umwelt zu leisten vermag (Arbeitskreis OPD-2, 2007, S. 36/37).

Cserny und Paluselli (2006, S. 69) gehen grundsätzlich auch von einem biopsychosozialen Modell aus, dessen umfangreiche Phänomene vielfältige Perspektiven erlauben, und fügen Ansätze aus der Pädagogik, Lernmodelle und Ansätze der Säuglingstheorie hinzu.

Ausgehend von der Frage, welche Theoriemodelle in der KBT handlungsleitend für die praktische Arbeit sind, sollen kurz einige entwicklungspsychologische Theorien angerissen werden, um zu begründen, wie diese Strukturmodelle hilfreich genutzt werden können. Darüber hinaus werden Einflüsse neuer ausgewählter Forschungs- und Theorieansätze knapp dokumentiert.

5.1.1 Die Bedeutung von Eriksons Entwicklungstheorie für die KBT

Die Fragestellung, wie eine Persönlichkeit sich entwickelt und verschiedene Lebensphasen durchläuft, leitet zu verschiedenen psychologischen Entwicklungstheorien hin. Die erste entwicklungstheoretische Fundierung erhielt die KBT durch Helmut Stolze (1984) und Hans Becker (1997), die beide konkrete Rückschlüsse aus den Forschungen von Erikson und Margaret Mahler gezogen hatten. Nach Becker können Eriksons und Mahlers entwicklungspsychologische Ansätze eine therapeutische Basis für das Geschehen in der KBT bilden und den Therapeuten die mögliche Bedeutung und Einordnung des aktuellen Geschehens in einem lebensgeschichtlichen Zusammenhang erleichtern. Ebensolche Gesetzlichkeiten wurden an Grunderfahrungen des Liegens, Sitzens, Stehens, Gehens gekoppelt. Die eingenommene Haltung sollte dabei konzentrativ auf psychische Prozesse aus dem entsprechenden Entwicklungsbereich zurückführen und helfen, diese zu verdeutlichen (Becker, 1997, S. 95).

Cserny und Paluselli (2006) beschreiben in Anlehnung an Becker (1997) das Erikson'sche Diagramm der kindlichen Entwicklungsphasen, die genutzt werden, um die jeweilig korrespondierenden psychischen Geschehnisse, Grunderfahrungen und Grundmuster auf die KBT-Ebene zu transponieren.

Beispielhaft dazu nachfolgende, leicht verkürzte Ausführungen von Cserny und Paluselli (2006, S. 114):

> Im ersten oralsensorischen Entwicklungsabschnitt wird über den Körperbereich Haut und Mund und die daran anknüpfenden Sinneserfahrungen das zu entwickelnde Grundgefühl (nach Erikson) Urvertrauen gegen Urmisstrauen erfahren.
>
> Die <u>körperliche Grunderfahrung</u> heißt: einverleiben, saugen, aufnehmen, anreichern, speichern, nehmen, was kommt, sowie einverleiben im zweiten Sinne des Anbeißens, Zugreifens, Nehmens, was zu kriegen ist.
>
> Dabei differenzieren sich die <u>Grundmuster des sozialen Verhaltens</u> wie: bekommen, nehmen und empfangen, was gegeben wird, oder jemanden dafür gewinnen, einem zu geben, aber auch bekommen im Sinne von sich nehmen, was erreichbar ist, etwas festhalten, sich wieder entziehen dürfen, unterscheiden, was bekömmlich ist, Anteil nehmen.
>
> <u>Fragen im KBT-Erleben:</u>
> Kann ich nehmen, was gegeben wird, annehmen, was ich bekommen habe; nur haben, was ich brauche, unterscheiden, was mir bekömmlich ist und was nicht;
> teilhaben am Geschehen, jemand dafür gewinnen, mehr zu geben, und Vertrauen entwickeln?
>
> <u>KBT-Arbeit:</u> Den Boden wahrnehmen im Liegen, Sitzen und Stehen, sich im Bodenkontakt spüren, sich überlassen, loslassen, oder ihn abwehren.
> Sich etwas nehmen, einverleiben, bekommen als sinnliche Wahrnehmung und sich etwas aggressiver ergreifen, zubeißen, schnappen usw.

Für die KBT zeigt sich bei Angeboten für diesen Bereich schnell, ob Menschen in der Lage sind, an diesen frühen Erfahrungsstufen anzudocken. Bei Patienten mit schweren frühen Traumatisierungen, Psychosen oder schweren Essstörungen müssen die KBT-Angebote weitgehend strukturierender am realen Tun adaptiert werden, um eine grundlegende Selbstwirksamkeit, ein Gefühl von Vertrauen in die Bindung und Therapie erst einmal aufzubauen. Grundsätzlich basiert ein Rückgriff auf diese strukturellen Entwicklungsmodelle auf der Annahme, dass ihre diagnostischen Erklärungen helfen, Erfahrungsangebote zu diesen Phasen zu finden und Nachreifungsprozesse in Gang gesetzt werden können. Darüber hinaus ist es wichtig, die daraus abzuleitenden Grundkonflikte wie Urvertrauen versus Urmisstrauen für die Psychodynamik in der KBT verstehen zu lernen. Mit dem Erkennen der Grundkonflikte unserer Patienten muss es auch gelingen, die Ressourcen, die ihr Überleben mit Einschränkungen gesichert haben, ihre Strategien, mit denen sie oft gut funktioniert haben, zu erforschen und herauszufiltern. Dahinter liegt die Sehnsucht nach Reifung von „Grundtugenden", wie Erikson sie nennt, z. B. Hoffnung, Willenskraft, zielgerichtetes Handeln, Fürsorge usw.

5.1.2 Entwicklungsmodell nach Piaget

Im sensomotorischen Entwicklungsmodell nach Piaget wird das Neugeborene oder Kleinkind als Wesen gesehen, das aktiv mit seiner Umwelt interagiert. In sechs sensomotorischen Stufen bis zum 24. Monat vollzieht sich vom ersten Reiz-Reaktions-Schema bis zum symbolisch vorbegrifflichen Denken ein rasanter Entwicklungs- und Lernprozess. Piaget selbst versteht unter seinem Konzept der Intelligenzentwicklung die größte Anpassung eines Organismus an die Umwelt durch Körpererfahrung, Orientierung in Zeit und Raum sowie Entwicklung von Denkstrategien und intentionalen Handlungen (Cserny & Paluselli, 2006, S. 83).

Für die KBT liegt der Wert darin, dass neue Erkenntnisse, die an motorische Bewegungs- und körperliche Erfahrung angelehnt sind, zu nachhaltigen Lernvorgängen führen, bei denen neue Informationen in einem verfügbaren Rahmen assimiliert werden und das bestehende System des Individuums sich akkommodiert bzw. anpasst. In Kombination mit Erkenntnissen aus der Säuglingsforschung bedeutet dies, dass während der frühen sensomotorischen Stufen der aktive Säugling unbewusst auf affektiv-perzeptuell-motorische Schemata zurückgreift. In der Interaktion mit der Mutter erfolgen erste Symbolisierungen, die sich je nach Resonanz in unbewussten Körperbildern und Beziehungsmustern niederschlagen. Diese mentalen und emotionalen interaktiven Prozesse werden ergänzt und erweitert durch sprachliche Symbolbegriffe, die begleitend, verknüpfend das Bewusstsein zunehmend erweitern (Mentalisierungsprozesse). In der folgenden Phase des vorbegrifflich-symbolischen Denkens wird eine magische, symbolische Besetzung von Objekten vorgenommen. Erst in der Phase der konkreten Operationen kann das Kind zunehmend eigenständig seine Wahrnehmung der Realität, der Symbolisierung und vorausschauend des operativen Handelns differenzieren (Cserny & Paluselli, 2006, S. 82–83).

Die folgende kurze Fallepisode zeigt, wie leibhaftige Erfahrungen auf einer reiferen Ebene eine sprachliche Form gefunden haben und damit ein Nachreifungsprozess für diese eingeleitet wird.

Frau H., 40 Jahre, wurde schon als Kleinkind wenig von ihrer überforderten Mutter angenommen und blieb viel sich selbst überlassen.
Im Rahmen der 12. KBT-Stunde stand sie mit ihrem Rücken vorsichtig an meinen angelehnt; auf die Frage, was sie spüre, konnte sie zunächst nur angeben: „Ihre Wärme und Ihre harten Knochen an der Schulter." Nach vielen Behandlungsstunden zur Ausdifferenzierung ihres Selbsterlebens wiederholte ich diese Übung, sie stand wieder an meinen Rücken gelehnt. Ich spürte deutlich, dass sie sich nun vertrauensvoller anlehnen konnte, und auf die Frage, was sie jetzt spüre, sagte sie: „Ich spüre, dass ich mich anlehnen kann, dass Sie mich tragen können, dass Ihr Rücken mich trägt, ich spüre Halt und wieder Ihre Wärme."

Der nachfolgende entwicklungs- und lerntheoretische Ansatz gehört zwar nicht zu den Kerntheorien der KBT, könnte aber angesichts der Bezugnahme auf die KBT ein Forschungsansatz werden.

Theorie des körper- und leibbezogenen Lernens

Heidrun Becker – Professorin für Ergotherapie – untersuchte am Beispiel von angewandten Therapieansätzen in der Ergotherapie und Physiotherapie (PT) verschiedene Formen der Lernprozesse. Sie verglich dabei die KBT mit weiteren Therapiemethoden und Richtungen wie dem Bobath-Konzept, der Affolter-Methode u. a. Das Ziel der Dissertation war der Entwurf einer Theorie des körper- und leibbezogenen Lernens. Becker (2010)[1] betont in ihrem Entwurf die Notwendigkeit, neben den klassischen lerntheoretischen Ansätzen von Reiz-Reaktions-Lernen, Modell-Lernen, Lernen am Erfolg und prozeduralem Lernen im Bereich des wahrnehmenden Leibes zum motorischen und kognitiven Lernen im Bereich des reflektierenden Körpers die phänomenologische Perspektive nicht aus dem Auge zu verlieren. Für sie bedeutet daher Lernen:

a. der Erwerb genereller Fähigkeiten
b. ein Akt der Neuschöpfung, denn im Lernen ändert sich die Welt
c. ein Prozess der „Einverleibung" von Strukturen im Handeln, Bewegen, Sprechen
d. eine Bereicherung, Differenzierung und Neuordnung von Körperimago und Körperschema durch Herausforderung und Bewältigung der weltlichen Aufgaben
e. die Herausforderung zu einer Reflexion und kontrollierten Steuerung von Lernprozessen im Bezugsbereich des Körpers
f. die Möglichkeit, auch durch Imagination Bewegungs- und Handlungsabläufe neu zu lernen
g. die Fähigkeit, über Meditation und Achtsamkeitsübungen leibhaftige Erfahrungen zu sammeln, die die Transzendenz des Leibes ermöglichen können.

Becker schlägt zusammenfassend als Definition des körper- und leibbezogenen Lernens vor: *„Körper- und leibbezogenes Lernen umfasst Lernprozesse, die im Kontakt mit und Handeln in der Umwelt durch die Bildung kognitiver Strukturen Sinn und Bedeutung entstehen lassen, entweder unmittelbar in und mit dem Leib durch Spüren, Wahrnehmen, Erleben und Erfahren oder in distanzierter Haltung zum Körper durch Erkennen, Reflektieren und Vorstellen."*[2]

Becker (2010) beschreibt dabei die Kognition als „Inszenierung" von Erfahrungen, z. B. von Problemlösungen, die sich im impliziten Gedächtnis zu einer inneren, tragfähigen Lerngeschichte verknüpft. Dabei verbinden sich auf der Ebene des leiblichen Lernens, der Musterbildung kognitive Leistungen der Wahrnehmung, der Aufmerksamkeit sowie des Gedächtnisses und erhalten eine individuelle, symbolische Bedeutung.

Sowohl im Leib- als auch im Körperbezug ist das Lernen damit ein kognitiver Prozess, der entweder subsymbolisch und/oder symbolisch stattfindet. Symbolische

---

[1] http://edoc.hu-berlin.de/dissertationen/becker-heidrun 2010-07-19 Kapitel 8/10/11)
[2] http://edoc.hu-berlin.de/dissertationen/becker-heidrun 2010-07-19 Kapitel 8/10/11)

Kognition ermöglicht den bewussten Zugriff auf das Gelernte und den Lernprozess selbst und damit Reflexion und kontrollierte Veränderung. Die subsymbolische Kognition führt zu prozeduralem Wissen und Können, das zur Bewältigung alltäglicher Aufgaben besonders notwendig ist. Im Körperbezug Gelerntes geht durch eine ausreichende Wiederholung und Übung in den Bereich des Leibes über und kann ebenfalls prozedural und situativ genutzt werden.

Becker (2010) nimmt am Ende ihrer Dissertation noch einmal Bezug auf die Zusammenhänge von Heilen und Lernen. Das Heilen beginnt mit der Unterstützung, das eigene Befinden, den eigenen Leib spüren zu können, und reicht über das Gefühl des Ganz-Seins hinaus in das Zwischenleibliche, das In-der-Welt-Sein und Teilhaben-Können. Dies unterstütze die autonome Suche und Analyse im eigenen lebenslangen Lernprozess. Ihr Plädoyer richtet sich damit auf den verstärkten Einsatz von methodenschulen-übergreifenden körper- und leibbezogenen Lernansätzen in den Therapien der ET und PT.

5.1.3 Säuglingsforschung

Das Stufenmodell der Säuglingsforschung nach Daniel Stern (in Cserny & Paluselli, 2006, S. 118–124) beschreibt die Entwicklung des Selbstempfindens von der ersten zur zweiten Stufe und darin das auftauchende Selbstempfinden. Der Säugling wird dabei als aktiv wahrnehmend, z. B. visuell seine Umwelt abtastend, beschrieben. Die Wahrnehmungen werden dabei über Körperspannungen aufgenommen, polarisiert – z. B. in Lust und Unlust eingeordnet – und als Erfahrung in der Welt zum Körper-Ich genutzt. Dieser Unterscheidungsprozess vollzieht sich in einer wesentlich höheren Ausdifferenzierung, als frühere Entwicklungstheorien angenommen haben. Interessant ist die Annahme von Stern, dass das Kleinkind schon früh die unterschiedlichen vitalen Aspekte, z. B. Furcht, Angst, Scham, Freude und Mut, wahrnimmt und auf seine Weise klassifiziert. Dieses früh auftauchende Selbst des Säuglings oder des Kleinkindes nimmt dabei übereinstimmende Komponenten auf, z. B. dass eine Mutter, die ihr Kind mit ruhigen Bewegungen und sanfter Stimme an die Brust legt, tröstend auf das „einverleibend saugende, strebende Wesen" einwirkt. Das Gefühl von Beruhigung, Entspannung der Situation geht einher mit der Einheitlichkeit des Welt- und Selbsterlebens und es entwickelt sich ein Basisgefühl von Stimmigkeit, was sich im Auftauchen des frühen Selbst niederschlägt. Wenn also der Säugling in einem guten Interaktionsmodus mit den Eltern sein kann, aufgrund dieser guten Strukturen in seinem Selbst- und Objektempfinden Wahrnehmung und Affektbereich zusammenhängend kongruent und regelgerecht erlebt, wächst in ihm ein Gefühl von auftauchender Ordnung (Stern, in Cserny & Paluselli, 2006, S. 122).

Beobachtungen zu den weiteren Entwicklungsphasen des Kernselbst zeigen, dass der Säugling schon im ersten Jahr Zustände der Trennung von Selbst und Objekt wie auch Gemeinschaftserlebnisse empfinden kann. In der nächsten Phase des subjektiven Selbstempfindens (15–18 Monate) kann das Kleinkind schon die Vermutung hegen, dass es ein interagierendes psychisches Wesen ist mit Absichten und Affekten, die es mit anderen teilen oder austauschen kann. In der nächsten Stufe (18–36 Monate) des verbalen Selbstempfindens beginnt das Kind mithilfe von Symbolen und Gefühlen sowie subjektiven Zuständen zu kommunizieren. Darauf aufbauend kann das Kind ab dem 3.–4. Lebensjahr persönliche Erlebnisse und Motive in seiner eigenen, zusammengehörigen Geschichte erzählen und interpretieren.

■ **Die Bedeutung der Säuglingsforschung für die KBT**

Die Forschungen von Stern und anderen zeigen, wie vielschichtig und sinnlich kompetent der Säugling seine Umwelt und Objekte schon in den ersten Monaten wahrnimmt und innerlich für sich eine Ordnung herstellt. Diese Ordnung ist auf die grundlegende Beziehung, ihren Ausgleich oder ihre Aktivierung ausgerichtet. Es ist anzunehmen, dass diese Ordnungsstrukturen prägend für das ganze soziale Leben sind.

Menschen/Patienten kommen mit ihren Prägungen in die Praxis und in der Spannung der ersten Augenblicke liegt die Erwartung, diese alten Prägungen mit ihren lebensgeschichtlichen Folgen zu untermauern oder zu überwinden. Wenn es der KBT-Therapeutin gelingt, diese Mikroinszenierungen aufzuspüren, die darin verwurzelten Antriebe und Widersprüche aufzuarbeiten, kann sie Auswege aus routinehaften Kommunikationsstrukturen aufzeigen. Im konkreten praktischen Handeln ist das wachsame Spiegeln der feinen Bewegungen und Haltungen passend zum Gesichtsausdruck, zur Stimmung oder Atmung wichtig.

Das folgende Beispiel spiegelt den Versuch, eine Mikroinszenierung aufzuspüren, entlastende Impulse zu setzen und der Patientin die Möglichkeit zu geben, über das eigene Krafterleben selbst Akzente zu setzen:

Frau J., 30 Jahre, Diagnose posttraumatische Belastungsstörung, ledig, seit einigen Jahren in einer therapeutischen Wohngemeinschaft lebend, hatte aktuell eine retraumatisierende Erfahrung und kam hoch angespannt in die Therapie. Ich lud sie ein, sich einen sicheren Platz im Raum zu suchen und sich dort einzurichten. Sie sollte dabei bewusst überlegen, was sie brauche, um sich innerlich zu beruhigen. Selbst setzte ich mich ihr gegenüber auf den Boden, blieb aber in einer für mich angemessenen Distanz und im Blickkontakt. Sie holte sich eine Decke und einen Igelball und setzte sich zusammengekrümmt an eine freie Wand, den Ball zwischen den Fingern und Handinnenflächen rollend und an sich drückend. Auf mich wirkte die Patientin verloren in der Welt, die Augen teils suchend, teils absenkend, vielleicht aus Hilflosigkeit, Wut und Scham. Ab und zu zupfte sie an ihrer Kleidung, mit der sie versuchte, ihren Körper, der in den letzten Jahren erheblich an Gewicht zugenommen hatte, zu bedecken. Ich fragte sie, was sie vom Sitzen, dem Boden, der Wand wahrnehmen konnte. „Nichts – ich will gar nichts spüren." Ich spiegelte ihr mein Gefühl ihrer Scham, ihrer Hilflosigkeit ein wenig wider und bot ihr eine zweite Decke an, um sich zu bedecken. Ein kleines dankbares Lächeln huschte über ihr Gesicht. Ich regte sie an, unter der Decke die Beine auszustrecken und sich erst einmal anzulehnen und durchzuatmen. Nach einem kurzen Diskurs mit einfachen Fragen und Antworten fragte ich sie, ob sie sich an ihrem Platz alleine noch wohl fühle. Falls sie etwas Nähe suche, könne sie auch mit ihren Füßen Kontakt zu meinen aufnehmen. Ganz langsam und zögerlich bahnte sich ein Fußkontakt zwischen

ihren und meinen Füßen an, der am Ende in einen heftigen, kräftigen, festen Fußdruck gegen meinen Fuß mündete. Dieses heftige „Fußeln" schien sie zu entlasten, es rannen einzelne Tränen über ihre Wangen. Die anfängliche Desorientiertheit und Spannung im Gesicht verloren sich und ein Lächeln tauchte auf. Auf die Frage, was sie nun von sich spüre, sagte sie schnell: „Meine Kraft – gut ist, dass ich Sie auf Abstand halten kann und doch so nah habe." Einige vergleichbare Erfahrungen ermutigten die Patientin, eine vertrauensvolle Einstellung zur eigenverantwortlichen Möglichkeit der Nähe-Distanz-Regulierung zu gewinnen, die sich nun positiv auch auf andere Beziehungen auswirkte.

5.1.4 Einfluss der Objektbeziehungstheorie

Unter dem Begriff „Objektbeziehungstheorie" werden von vielen psychoanalytischen Vertretern unterschiedliche Ansätze zusammengefasst, in denen die Form der frühen Wechselwirkung in der Mutter-Kind-Beziehung die Grundhaltung für die spätere Beziehungsgestaltung und damit verbunden die Persönlichkeitsentwicklung entscheidend mitprägt. Eine Grundannahme der KBT ist, dass diese Grundstruktur der frühen Beziehung sich auch im Beziehungsverhalten zwischen Patientin und Therapeutin erspüren lässt. Die Patientin überträgt z. B. Wünsche des Angenommen-Seins oder der Unterstützung, aber auch Aggressionen auf die Therapeutin. Die Therapeutin muss sich diesem Prozess der Übertragung und Gegenübertragung stellen. D. h., sie nimmt mit geteilter Aufmerksamkeit die Beobachtungen und Worte der Patientin sowie die eigenen inneren körperlichen Gegenimpulse, Regungen und Bilder wahr. Die Frage: „Was macht die Patientin gerade mit mir, was löst sie in mir aus?" muss in und für die psychotherapeutische Arbeit mit den Patienten geklärt werden. Das Konzept der Übertragung und Gegenübertragung sowie ihre Anwendung ist wesentliches Merkmal einer tiefenpsychologisch orientierten psychotherapeutischen Arbeit. Insbesondere durch den Körperdialog in der Körperpsychotherapie können sich noch einmal Hinweise auf die frühe Beziehungsgestaltung verdichten. Sie bedürfen der besonderen Aufmerksamkeit auf die eigenen Körperreaktionen in der Gegenübertragung der Therapeutin.

5.1.5 Einfluss der strukturbezogenen Psychotherapie

Die Diskussion um psychotherapeutische Behandlungstechniken für Menschen mit eingeschränkter Persönlichkeitsorganisation bewogen verschiedene Psychoanalytiker um Gerd Rudolf (2006) sich mit strukturellen Störungen weniger auf pathologischer, sondern eher auf psychodynamischer Ebene zu beschäftigen. In der psychoanalytischen Literatur galten diese Menschen als Patienten mit strukturellen, präödipalen oder frühen Störungen. Diese Patientengruppe ist im Wesentlichen mit der therapeutischen Bearbeitung von Konflikten in Übertragungssituationen überfordert, weil ihnen auf ihrer „inneren Bühne" keine Strukturen zur Verfügung stehen, die diese Konflikte abbilden können. Das entwicklungspsychologische Konzept der „strukturbezogenen Psychotherapie" nach Rudolf (2006) schuf eine Grundlage zum Erkennen von unterschiedlichen Strukturniveaus in den Dimensionen der Selbst- und Objektwahrnehmung, der Selbststeuerung auch im Objektbezug, der emotionalen Kommunikation nach innen und außen sowie der Bindung an innere und äußere Objekte. Nach Manfred Cierpka schlägt Rudolf damit eine Brücke zwischen der

Psychotherapieforschung, den Erkenntnissen aus der Entwicklungs- und Emotionspsychologie und den praktischen Notwendigkeiten in der Behandlung (Cierpka in Rudolf, 2006, S. X). Das Buch wird damit zum Wegbereiter des Arbeitskreises OPD-2, der mit der Operationalisierten Psychodynamischen Diagnostik ein Manual für Diagnostik und Therapieplanung entwickelt hat. Für die KBT ist diese Grundlage hilfreich, das eigene Handeln zu reflektieren, die therapeutischen Möglichkeiten und Grenzen aus dem Spürbaren ins Fassbare zu übertragen und die eigene therapeutische Haltung angemessen zu adaptieren (vgl. Kap. 8 Diagnostik in der KBT).

5.1.6 Bedeutung der Neurowissenschaften

In den Neurowissenschaften werden Erkenntnisse aus der Biologie, Psychologie, Kybernetik und Medizin miteinander verbunden (Stein, Brailowski & Will, 2000). Für die KBT wie auch die ET ist der Faktor „Neuroplastizität" relevant. Sie bezieht sich u. a. auf die Fähigkeit von Nervenzellen, ihre Aktivitäten den Einflüssen aus der Umgebung anzupassen, Informationen über die Welt zu speichern und dem Organismus zu erlauben, für das Überleben weiterzumachen (Stein et al., 2000). Für die therapeutische Praxis bedeutet dies, dass sich im Gehirn neuronale Schaltkreise und Synapsen bilden können, wenn Erkennen und Erinnerung einen Stimulus für einen Lernvorgang erzielen. Das berühmte „Aha-Erlebnis" könnte z. B. einen solchen Lernvorgang darstellen, bei dem Erinnern, Erspüren und Einsicht zusammentreffen und auch neuronal eine Spur hinterlassen.

Neurowissenschaftler (Brody et al., 2001: in Braus, 2004, S. 80) konnten darüber hinaus nachweisen, dass psychotherapeutische Interventionen ihre klinische Wirksamkeit bei depressiven Patienten ähnlich wie Antidepressiva über eine Veränderung des Metabolismus in verschiedenen Kortexarealen entfalten. Die wachsende Bedeutung der Neurowissenschaften unterstreicht auch Bauer (2004) mit der These, dass Erfahrungen und Lebensstil einen prägenden Einfluss auf das Erbgut haben.

Der Versuch der Neurowissenschaft, durch die Enträtselung des Gehirns ein wissenschaftlich fundiertes Menschenbild entstehen zu lassen, scheint jedoch bislang noch nicht geglückt, u. a. weil nicht ausreichend Bezug genommen wird auf die Erkenntnisse der Psychologie, Philosophie und Systemwissenschaften. Die Reduktion des Menschen mit all seinen intellektuellen, sozialen und kulturellen Leistungen auf sein Gehirn als neuronales Netzwerk entspricht nicht der Vielschichtigkeit des ganzen Menschen, der fühlt, wahrnimmt, überlegt, entscheidet, lieben und handeln kann.[3]

---

[3] http://psychologie-heute.de/home/lesenswert/memorandum-reflexe-neurowissenschaft

5.2 Kerntheorien der ET

Eine breite wissenschaftliche Fundierung dient der Ergotherapie als Basis, in der die beiden Hauptbezugswissenschaften Medizin und Sozialwissenschaft verbunden und durch praktische, ausdruckszentrierte und technische Aspekte ergänzt werden. Die ergotherapeutische Kernthese, dass im Besonderen das Tätig-Sein eine Wirkung erzeugt und daher auch als „Heilmittel" eingesetzt werden kann, um stufenweise sich den Erfordernissen der Umwelt anpassen zu lernen, bedarf einer wissenschaftlichen Fundierung. Ergotherapeuten brauchen medizinische Grundlagen, um die Entstehung und die Folgen von Krankheiten sowie die Auswirkungen der jeweiligen Krankheit auf den Lebensalltag und die Handlungsmöglichkeit von Menschen abschätzen zu können. Sie brauchen dieses Basiswissen, um einzuschätzen, welche Anpassungsmöglichkeiten an die Umwelt vonnöten sind bzw. welche Adaption der Umwelt das selbstständige Handeln der Einzelnen erleichtern kann. Daneben sind theoretische Ansätze aus den Bezugswissenschaften Psychologie, Soziologie, medizinische Soziologie und Pädagogik unverzichtbar. Sie ermöglichen die gezielte Auseinandersetzung mit Grundannahmen zu:

- dem Menschenbild
- der Betätigung als Schlüssel zu einem psychosozial gesunden Leben
- der Bedeutung von Partizipation oder Teilhabe in der Gesellschaft
- dem therapeutischen Handeln, der Anleitung, Beratung bis hin zur konkreten Behandlungsdurchführung
- der beruflichen Rollenidentität
- der Qualitätssicherung

Die folgende Darstellung weist auf den Einfluss der ergotherapeutischen Philosophie auf die wichtigsten natur- und sozialwissenschaftlichen Grundlagen hin und stellt einen Bezugsrahmen zu den Kerntheorien der ET her. Die Kerntheorien beeinflussen die Praxismodelle sowie das konkrete berufliche Handeln und Selbstverständnis.

Für die psychiatrische ET ist Grundlagenwissen zur Entstehung von Persönlichkeiten wie auch zu Persönlichkeitsstörungen hilfreich, um Reaktionen bei den therapeutischen Interventionen besser einordnen zu können. Zur grundlegenden Frage, wie auf der Basis tiefenpsychologischer, analytischer und lerntheoretischer Grundlagen Aussagen zum Wesen der Psyche und zur Entwicklung und Veränderungsfähigkeit von Persönlichkeit getroffen werden können, gibt es verschiedene Theorien, die nachfolgend unter Bezugnahme auf Gisela Beyermann (2015, S. 431–438) aufgeführt werden.

- **Entwicklungstheorien**

Wie lässt sich psychodynamisch die Entwicklung von Klienten verstehen und beeinflussen? Eine entwicklungsorientierte Ergotherapie soll angemessen Eigentätigkeit und Primärerfolge ermöglichen, die eine aktive Auseinandersetzung mit der Realität, der Handlungskompetenz und dem Selbstverständnis und Selbstvertrauen erzielen. Ergotherapeuten arbeiten mit Menschen aller Altersbereiche und müssen sich somit den Anforderungen und Aufgaben dieser unterschiedlichen Entwicklungs- und Lebensabschnitte ihrer Klienten stellen.

Kerntheorien 5

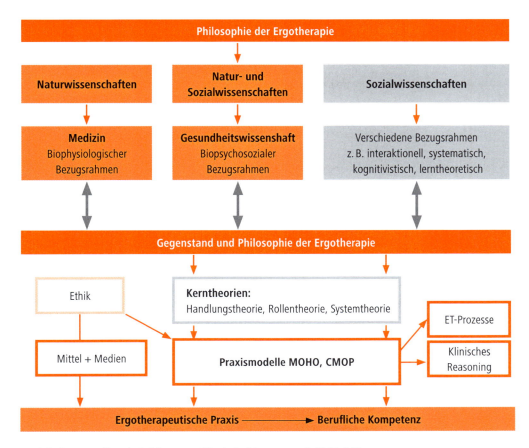

Vereinfachte Darstellung in Anlehnung an Götsch, in Scheepers et al., 2015, S. 59

Konzepte von Objektbeziehungstheorien werden als wesentliche Grundlage für wahrnehmungs- und ausdruckszentrierte Therapieansätze herangezogen. Sie sollen frühkindliche Objekt- und Subjektbeziehungen erklären helfen, gleichzeitig aber auch versuchen, Handlungsmuster und Beziehungsqualitäten verständlich werden zu lassen.

■ **Lerntheorien**
Wie könnte das Lernen, wie könnten Lernprobleme und Lernchancen von Klienten verstanden bzw. beeinflusst werden? Ausgangspunkt ist die Annahme, dass sich Lernen als Assoziation von Ideen vollzieht und alle Organismen versuchen, angenehme Empfindungen zu suchen und schmerzliche zu vermeiden. Lern- und Reifungsprozesse bedingen einander. Die Speicherung von Erfahrungswissen impliziert komplizierte Denkprozesse, die in der Folge Ich-Funktionen wie das Auswählen, Entscheiden, Verändern von Verhaltensweisen ermöglichen. Ein wesentlicher Teilaspekt aus der Lerntheorie ist die Motivation, die notwendig ist, um Handeln, Entwicklung in Gang zu bringen und aufrechtzuerhalten. Sprachlich fließen beim Begriff Moti-

vation Ziele, Inner Drive, Antrieb, Intension, Bedürfnis, Motive und Wünsche ineinander über. Beyermann (2015) weist auf die Notwendigkeit hin, Mangelmotivation von Wachstumsmotivation zu unterscheiden, die sowohl spannungsreduzierende als auch steigernde Handlungen zur Folge haben können. Die Mangelmotivation dient dabei dem Anliegen, das physische oder psychische Gleichgewicht (wieder) herzustellen. Die Wachstumsmotivation ermöglicht hingegen, Neues zu tun oder zu erlernen und greift erst dann, wenn das physische und psychische Gleichgewicht hergestellt ist.

■ Handlungstheorien

Für die Ergotherapie werden Handlungstheorien bedeutsam, wenn Handlungsprobleme beim Klienten sichtbar oder benannt werden. Fragen nach den Komponenten des Handelns beziehen sich z. B. auf:
- äußere Handlungsdurchführung (Performanz)
- innere Handlungsmotive und -bedürfnisse
- die kognitiven Handlungsanteile Planung, Steuerung, Kontrolle
- individuelle Handlungsfertigkeiten
- externe Handlungssituationen und -bedingungen

Gute Handlungserfahrungen können das Selbstbild und das Gefühl der Selbstwirksamkeit positiv beeinflussen, daher ist es für die Auswahl der Therapiemethode bedeutsam, zu entscheiden, welche Form der Handlungserfahrung erzielt werden soll:
- handelnd etwas zum Ausdruck bringen
- handelnd in soziale Interaktion treten
- handelnd seine instrumentellen Fähigkeiten ausdifferenzieren

■ Rollentheorie

Soziale Rollen verhelfen den Menschen aufgrund der an sie gerichteten Erwartungen und Normen zu einem bestimmten Status. In der Folge prägen die Ausführungen der an diese Rollen gebundenen Pflichten und Rechte die Entwicklung von Verhaltensweisen, sodass sich aus dieser Position heraus Persönlichkeitsanteile formieren können. Soziale Rollen verbinden das Individuum mit der Gesellschaft. Sie sind notwendig für die Beheimatung eines Menschen, da sie trotz der Pflichten, z. B. bei ehrenamtlichen Tätigkeiten, auch Halt und Sicherheit gewähren. Da mit der Übernahme gesellschaftlicher Rollen bestimmte innere und äußere Erwartungen verbunden sind, kann es bei Nichterfüllung oder unzureichender Erfüllung dieser Erwartungen zu Konfliktpotenzialen kommen, die möglicherweise zum Rückzug in eine Krankheit führen.

■ Systemtheorie

Zum grundlegenden Verständnis normaler und pathologischer sozialer Systeme sind Erkenntnisse aus der Systemtheorie oder dem systemischen Denken unverzichtbar. Um den einzelnen Menschen in der Beziehung in seinem Familiensystem verstehen zu lernen, bedarf es oft einer Diagnostik des gesamten Systems der Familie und der Bedeutung des Einzelnen für die Familie. Für die Ergotherapie, in der keine familientherapeutische Intervention erfolgt, ist es dennoch wichtig, hier eine Einordnung vornehmen zu können, um festzustellen, welchen Einfluss das System auf die Wahl der bedeutsamen Betätigung hat.

5.3 Zusammenfassung

KBT-Therapeuten gehen von der Annahme aus, dass Patienten in einer tragfähigen therapeutischen Beziehung und Therapie nachhaltige intentionale motorische und sensomotorische Bewegungserfahrungen machen können. Deren Rückkopplung an eigene individuelle biografische Erfahrungen führt über die sprachliche Symbolisierung ins Bewusstsein und kann so die innerpsychischen Strukturen verstärken und verändern helfen. Damit kann ein eigenständiger Heilungseffekt erzielt werden. KBT-Therapeuten sehen sich hier in der Tradition der Psychotherapie, sie nutzen aber den Königsweg „Körper", der für sie Speicher und Erfahrungsraum alter wie neuer Eindrücke ist sowie Spürerfahrung und Lernprozesse abbildet. Die KBT bewegt sich hier im Rahmen von Symbolisierungs- und Übertragungsprozessen auf der Ebene der frühen prägenden Mikroprozesse der Interaktion mit dem ersten Objekt, also zwischen Kind und Eltern. Die Kerntheorien sind diagnostisch hilfreich, um diese alten Mikroprozesse zu verstehen und einzuordnen. Gleichzeitig bieten sie Orientierungspunkte für entsprechende KBT-Angebote, die der Patientin die Möglichkeit geben, im Hier und Jetzt neue Erfahrungen des Angenommen-Seins und der Selbstwirksamkeit den alten Mangelerfahrungen gegenüberzustellen.

Ergotherapeuten bewegen sich unter Bezugnahme auf die Rollen-, Handlungs- und Systemtheorie in der therapeutischen Situation auf der Lernebene, auf der Anpassungsprozesse angebahnt werden. Mit dem Klienten werden dabei auf partnerschaftlicher Ebene Selbstverantwortung, Aktivitätsbereitschaft sowie seine Entscheidungen und Strategien für die Aufnahme einer bedeutungsvollen Betätigung bearbeitet. Unter der Annahme, dass die Klientin die Fähigkeit hat, für sich zu entscheiden, was für sie bedeutsam ist, und daraus ihre Intentionalität ableitet, wird davon ausgegangen, dass sich Fähigkeiten und Fertigkeiten in der Durchführung ausdifferenzieren. Die Klientin erlebt stolz die Wiedergewinnung ihrer Fähigkeiten und kann diese in ihr Selbstbild integrieren. Weiter kann die Bewältigung bedeutsamer Betätigung zu spürbaren sozialen Erfolgen beitragen und damit an alte und neue Rollen anknüpfen, die Teilhabe und Teilnahme in einem Umfeld ermöglichen.

Fallbeispiel für eine bedeutsame Betätigung:
Ein 58-jähriger Mann mit einer chronischen Behinderung nach Schlaganfall erwähnte in der Therapie in einem Nebensatz, dass er große Lust und Sehnsucht habe, noch einmal eigenständig an seinen Lieblingsort in Österreich zu verreisen. Herr H. hatte leichte Gleichgewichtsstörungen, konnte seinen linken Arm nicht gebrauchen, aber selbstständig gehen und sein Auto für kurze, vertraute Strecken nutzen.
Ich griff diesen Gedanken „einer Reise nach Österreich" auf und wir überlegten gemeinsam, welche Hürden und Hemmnisse er sich dabei vorstellte und welche

Fähigkeiten er benötigen würde, damit er sein Ziel erreichen könnte. Gemeinsam gingen wir die Details seiner Reise durch.
Der erste Schritt war der Erwerb eines Rucksacks, mit dem sich Herr H. im Zug auch einhändig bewegen konnte. In der Praxis wurde der Rucksack mit schweren Dingen gefüllt. Mit kleinen Hindernissen übte Herr H. das Einsteigen in den „Zug" sowie das Treppensteigen und andere mögliche Widrigkeiten. Mit großem Elan entwickelte er Ideen, wie er auch zu Hause die Standfestigkeit und das Gleichgewicht, das Auf- und Absteigen mit einem Rucksack trainieren konnte. Recht bald telefonierte er mit einer Pensionswirtin in Österreich und reservierte sich ein Zimmer sowie einen Abholservice. Seine Kinder brachten ihn an den Zug. In seiner Begeisterung, diesem Ziel nun endlich näher zu rücken, sprach er auf der Reise mutig Menschen an, wenn er beim Umsteigen noch Hilfe brauchte. In Österreich angekommen, wurde er von der Pensionswirtin freudig erwartet und in einem Einspänner zur Pension gebracht, was ihn überglücklich machte. Niemand – weder er selbst noch andere – hatten ihm diese Reise zugetraut und er hatte sich selbst und die Erwartung anderer übertroffen.

Die Umsetzung dieser für ihn so bedeutungsvollen Betätigung hat in diesem Menschen viel Kraft, Ideen und Eigenständigkeit mobilisiert und ein Stück Normalität ins Leben zurückgeholt. Das Zerlegen der Betätigung in einzelne Teilschritte geht von der Annahme aus, dass auch bei diesen motorischen Einschränkungen Schritt für Schritt einzelne Lernerfahrungen aufgenommen, integriert und weiter ausgebaut werden können.

Kapitel 6

Wirkfaktoren

Wie wirken KBT oder ET präventiv oder kurativ auf die Gesundheit oder den Krankheitsprozess eines Menschen? Welche Wirkfaktoren sind vergleichbar – welche eindeutig auf den unterschiedlichen Therapieprozess zurückzuführen?
Die Wirkfaktoren im therapeutischen Prozess aufzuschlüsseln bedeutet, sich zunächst ein Bild davon zu machen, wie Beeinträchtigungen im Verhalten, Handeln, Bewegungs-, Fühl- und Denkmuster entstanden sind und in welchem Kontext sich der Betroffene bewegt.

6.1 Wirkfaktoren der KBT

Wie und was wirkt im Laufe eines Behandlungsprozesses? Welche Faktoren bestimmen maßgeblich den Behandlungserfolg? Es sind: ein Zusammenwirken oder Zusammenspiel von optimiert ausgeführter Methode, tragender therapeutischer Beziehung, von Faktoren, die Patientin und Therapeutin mitbringen, aber auch der räumliche Kontext, in dem sich etwas entfalten kann.

6.1.1 Die spezifische Methodik als Wirkfaktor

Die Wirkfaktoren der KBT erschließen sich aus der diagnostischen sowie praktisch-therapeutischen Umsetzung der Kerntheorien, der therapeutischen Beziehung und den individuellen strukturellen Ressourcen. Bei einem guten therapeutischen Prozess erscheint alles im Fluss, die Wirkfaktoren fließen ineinander über oder bauen aufeinander auf. Patientin und Therapeutin fühlen sich im Setting dieser Methode miteinander wohl und es entsteht gewissermaßen eine Klarheit, wohin der Weg führen soll.

Schreiber-Willnow und Seidler (2012) extrahieren dazu vier therapietheoretische Wirkfaktoren, die sie zusammenfassend als „leibhaftige Erfahrungen" bezeichnen:
- eine Haltung des aufmerksamen Spürens, die ermöglicht, die eigenen Empfindungen und Affekte wahrzunehmen
- die Versprachlichung der körperlichen Symbolisierung, die ein Gleiten durch verschiedene Symbolisierungsebenen ermöglicht
- die aktive Möglichkeit, vom Erfahrungs- in den Spielraum zu wechseln, dabei sich inszenierend unbewussten Konflikten zu stellen und diese sprachlich zu verarbeiten
- die Differenzierung von Körper- und Affektwahrnehmung kann zu emotional korrigierenden oder kathartischen Erfahrungen führen

Die folgende Abbildung schematisiert grob einen positiv verlaufenden Therapieprozess der KBT.

6 Wirkfaktoren

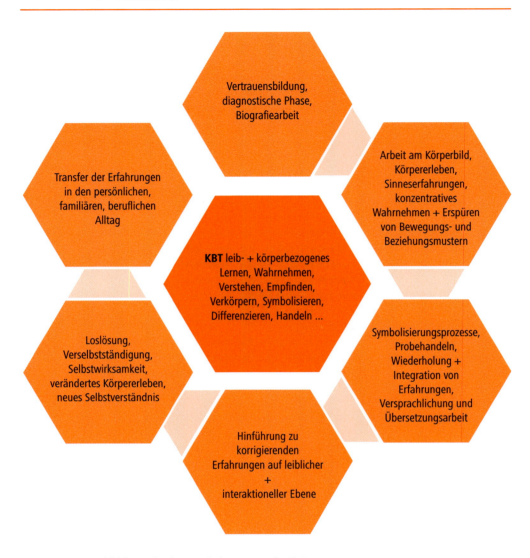

Wirkfaktoren im therapeutischen Prozess der KBT

Das Schaubild zeigt – ausgehend von der Vertrauensbildung – mit diesem Radialsechseck einen sequenziellen Prozess in verschiedenen grob eingeteilten Phasen, in denen körpertherapeutisches Einwirken Veränderungen im Körpererleben bewirkt. Die Veränderungen werden über die Sprache ins Begreifen und Bewusstsein geholt und führen letztlich zum Erleben von mehr Selbstwirksamkeit, eine bedeutende Voraussetzung für die Einleitung der Abschiedsphase und den Transfer in den Alltag.

Auf die konkrete Frage der Patienten zu Beginn der Therapie nach der Wirkung der KBT kann folgende Erklärung helfen, sich auf den Prozess einzulassen:

„Durch die konzentrative Hinwendung auf das eigene Erleben – einfühlend und handelnd – wollen wir Erinnerungen beleben, die sich körperlich in Haltung, Bewegung und Verhalten ausdrücken. Die gemeinsame Spurensuche über das konzentrative Erleben innerer Bewegungen und Blockaden, aber auch das Suchen nach alternativen Lösungen soll neue Kräfte freisetzen. Das ‚Sich-Bewegen', das Erlebnis der Bewegung als ‚Bewegt-Sein' und als ‚Auf-dem-Weg-Sein', kann evtl. helfen, dass Sie sich schrittweise entfalten bei der Überwindung tatsächlicher und/oder fantasierter äußerer und innerer Hemmnisse. Lassen Sie uns schauen, dass wir auch das Lustvolle, die Leichtigkeit, Ihre Neugierde wieder entdecken, die evtl. durch das Krankheitsgeschehen in den Hintergrund geraten sind."

Gerade der letzte Satz weckt oft eine Sehnsucht nach Veränderung des Zustandes und Neugierde auf die KBT. Um die Wirkung der KBT zu überprüfen, können am Ende einer Behandlung die nachfolgenden Fragen hilfreich sein:

- Welche Erfahrungen in der KBT haben Ihnen weitergeholfen?
- In welchen Situationen können Sie mit Ihrer Krankheit anders oder besser umgehen?
- Haben sich körperliche Symptome verändert, verringert?
- Was verstehen Sie heute anders, bezogen auf Ihre Geschichte und Ihr alltägliches Handeln?
- Was können Sie heute eigenaktiv in Ihrer Umwelt anders bewältigen?
- Wie und wo grenzen Sie sich heute besser ab, wenn sich erste Warnzeichen einstellen?
- Welche Bedürfnisse können Sie heute besser für sich erkennen und auch befriedigen?
- Können Sie sich heute besser regulieren in Ihren Gefühlen und Affekten?
- Sind Sie Ihrem ursprünglichen Ziel, mit dem Sie hierhergekommen sind, ein Stück nähergekommen?
- Können Sie Ihren Körper anders und besser wahrnehmen, gut annehmen?
- Können Sie sich über Ihren Körper heute anders in Situationen einfühlen?

6.1.2 Wirkfaktor „Patientin" – oder warum gelingt es mit einigen besser?

Der therapeutische Erfolg in der KBT hängt wesentlich vom Wirkfaktor „Patientin" ab. Ihre Bereitschaft und Fähigkeit, sich in eine neue, tragende und vertrauensvolle Beziehung zu begeben, unterstützen den Prozess, sich tiefer gehend auf die oft unbewussten Anteile, Regungen, Affekte des eigenen Seins einzulassen. Dabei spielen auch unbewusste Sympathiefaktoren, Übertragungsprozesse zwischen Therapeutin und Patientin eine Rolle, die im Laufe der Therapie zum Tragen kommen.

Die Persönlichkeit der Patientin mit ausreichend eigenen strukturellen Fähigkeiten in der Selbstwahrnehmung, der Selbststeuerung, der Kommunikation und Bindung als individuelle Ressourcen bestimmt weitgehend das Prozessgeschehen.

Unterstützende Ressourcen der Patienten – wie familiärer Rückhalt, Verständnis im sozialen und beruflichen Kontext – sowie ihre individuellen Entwicklungspotenziale (physisch, intellektuell, emotional, sozial) tragen zum Therapieerfolg bei. Aber auch ihre Resilienz, also die Toleranz für bestimmte Vorgänge in der Umwelt, in der sie Einfluss nehmen können oder nicht, verstärkt den Behandlungserfolg.

Klare innere Bestrebungen und Tendenzen von Patienten nach einem Gleichgewicht und nach Regeneration sowie selbstwirksamer Lebensführung erhöhen Motivation und Eigeninitiative. Dies gilt ebenso für die finanzielle Grundsicherung durch bestimmte Rollen, den Job und andere Faktoren, die helfen, positiv Einfluss zu nehmen auf die Arbeit in der Therapie. Eine Klientin, die mangels finanzieller Ressourcen hungrig in die Therapie kommt, wird sich kaum auf tiefer gehende Selbstwahrnehmung einlassen können, weil sich dieses basale Grundempfinden wie ein Nebel auf die Selbstwahrnehmung legt.

6.1.3 Die Voraussetzungen der KBT-Therapeutin für wirksames Handeln

Die KBT-Therapeutin stellt sich mit ihrer eigenen Körperlichkeit zur Verfügung als Übertragungsfeld, als Spiegel, als Nährende, Haltende, aber auch – Widerstand und Grenzen setzend – als Reibungsfläche. Ihre therapeutische Qualität hängt ab vom Erfahrungsgrad, von der Bereitschaft, ihr Wissen regelmäßig zu erweitern, sich supervidieren zu lassen oder fortzubilden. Zu den therapeutischen Schlüsselqualifikationen gehören zudem Authentizität, vorbehaltlose Wertschätzung auch anderer kultureller Vorstellungen, geteilte Aufmerksamkeit für das Übertragungsgeschehen – also für die affektiven Reaktionen des Patienten wie auch für die eigenen leibhaftigen Impulse auf das therapeutische Geschehen. Die eigene Selbstfürsorge, die Lust am eigenen Leben, am kreativen Tun und an der Bewegung sind ebenfalls wichtig, da Patienten sich deutlich leichter einlassen, wenn sie ein starkes, integres Gegenüber haben.

Auch die Prinzipien ihres körpertherapeutischen Handelns, geprägt vom Menschenbild und den oben genannten Faktoren, die Bereitschaft, ihr therapeutisches Handeln regelmäßig zu reflektieren und sich auf die Arbeit vorzubereiten, können maßgeblich sein für eine erfolgreiche Behandlung. Die Akzeptanz für eine komplementäre Wirkung der eigenen Arbeit in Kombination mit der von Ärzten und Psychotherapeuten gibt der Patientin Raum, ihre Belange auf unterschiedliche Personen zu delegieren.

6.1.4 Wirkfaktoren „Raum und Gegenstände"

„Die Bezogenheit des Menschen zu seinen Grenzen bestimmt das Sein im Raum … Indem ich mich wahrnehme, werde ich mir meiner Grenzen bewusst …" (Gräff, 2008, S. 80). Das Angebot, sich Raum zu nehmen, sich mit ihm vertraut zu machen, unterschiedliche Perspektiven, Distanzen zu gewinnen, verändert die Wahrnehmungsfähigkeit für den eigenen Raum. Innenräume und Außenräume bedingen einander, sich innerlich eingeengt fühlende Menschen können oft keinen Raum einnehmen, keinen eigenen Platz besetzen. Um diese Erfahrung machen zu können, bedarf es eines real verfügbaren Raumes, der Bewegung, Ausdehnung, Schutzecken zur Verfügung stellt.

Für den „Spielraum" im Raum bedarf es zudem unterschiedlicher Gegenstände, die – Ideen und Kräfte entfaltend – etwas in Bewegung bringen sowie emotionale Erfahrungsmuster ermöglichen. Für den Selbstbezug oder die Symbolisierung von Selbstobjekten sind daher unterschiedlichste Gegenstände mit ästhetischen, alltäglichen, aber auch mit unangenehmen (ekligen, dornigen, kantigen) Eigenschaften vonnöten.

Der tastende, sich einfühlende Kontakt mit Gegenständen oder der handelnde und symbolisierende Umgang mit Objekten wie Kugeln, Stäben, Seilen, Decken, Steinen usw. ermöglicht eine sich zentrierende, vertiefende, sinnliche Auseinandersetzung mit der Umwelt, die als Voraussetzung für grundlegende innere Entwicklungsschritte gesehen werden kann.

Patienten erzählen immer wieder, wie wichtig ihnen ein angenehmer Raum wurde: die Erinnerung an viele Gegenstände, die zu vertrauten oder kleinen Meilensteinen in der persönlichen Entwicklung wurden.

6.2 Wirkfaktoren der ET

Ebenso wie bei der KBT liegen auch für die ET im psychosozialen Bereich keine randomisierten Studien zu den Wirkfaktoren und zur Effizienz vor. Demnach ist anzunehmen, dass auch hier die Klientenfaktoren neben den Therapeutenfaktoren stehen und dass auch hier zum großen Teil nicht die Methode, sondern die therapeutische Beziehung zum Erfolg der Therapie beiträgt.

6.2.1 Änderungsprozesse als Wirkfaktoren

Nach Hagedorn (2000, S. 89–99) könnte man Wirkfaktoren mit Änderungsprozessen übersetzen. Sie unterscheidet dabei theoretisch vier Prozessformen, die im Konkreten oft ineinander überfließen können:

a. **Entwicklungsprozess**: Ausgehend von einem individuellen Entwicklungspotenzial kann über motivierende Aktivitäten der Aufbau komplexer Fähigkeiten bis hin zur Entwicklung eines guten Selbstbildes angebahnt werden. Die Verarbeitung von neuen Erfahrungen im konkreten Tun erweitert das selbstständige Handlungsspektrum, z. B. durch Sensorische Integration, Genusstraining, Achtsamkeitstraining oder in der Projektgruppe.

b. **Lernprozess**: Ausgehend vom individuellen Lernpotenzial können über kognitiv-verhaltensbezogene Ansätze – z. B. Rollenspiel, Elternberatung, psychoedukatives Training – Lernerfahrungen und Kenntnisse vermittelt werden, die Einstellungen und Verhaltensweisen verändern helfen. Ein Lernprozess selbst – z. B. die selbstständige Erarbeitung und Bewältigung einer handwerklichen Aufgabe anhand eines Leittextes – hilft, das Grundgefühl von Selbstverantwortung und Selbstsicherheit aufzubauen.

c. **Rehabilitationsprozess**: Hier geht es um ein Wiedererlernen, Wiedergewinnen von Unabhängigkeit in der Arbeit und Selbstversorgung nach Krankheit oder Unfall. Ausgehend vom individuellen Genesungspotenzial müssen über weitgehend realistische Angebote die verbliebenen Fähigkeiten maximal ausgeschöpft werden, um eine größtmögliche funktionelle Befähigung zu erreichen. Ggf. müssen bleibende Behinderungen kompensiert und/oder akzeptiert werden. Der Übungs- und Trainingsansatz im psychosozialen Bereich besteht z. B. aus Aktivitäten des täglichen Lebens (ADL), arbeitstherapeutischen Maßnahmen, Belastungserprobung, Einkaufstraining.
d. **Adaptionsprozess**: Der individuelle Anpassungsprozess an Betätigungen, Rollenerwartungen und Umweltanforderungen benötigt ein grundlegendes Potenzial an Wahrnehmung der Umwelt, Informationsstrukturierung und -gewichtung, Wahrnehmung und Regulation eigener Bedürfnisse, um entsprechend eigener Zielvorstellungen sich mit der Umwelt arrangieren zu können. Es geht nicht um Konformität, sondern eher um einen kreativen, ausgleichenden Prozess, der auch heißen kann, aus Fehlern zu lernen und das Erlernte weiter auszudifferenzieren.

Bei allen vier Prozessformen werden entsprechend der Zielsetzung reale Betätigungen oder real nachempfundene Trainingsformen angewandt, die ein Einüben, Verändern und Anpassen eigener psychosozialer oder instrumenteller Fertigkeiten ermöglichen.

Hagedorn (2000, S. 70) sieht vor dem Hintergrund des neurophysiologischen Bezugsrahmens die sensorische Integration als Ausgangspunkt einer Reifungsspirale. Im Rahmen der Sensorischen Integration bei psychisch Kranken werden starke sinnliche Reize (Gerüche, Farben, Tastmaterial, Gleichgewichtsbretter, Trampolin) genutzt, um Reaktionen zu fördern. Die Qualität der Reaktionen hängt davon ab, ob die Kombinationen der sensorischen Inputs zu einer Entspannungsreaktion oder zu einer verbesserten Wachheit und Aufmerksamkeit führen.

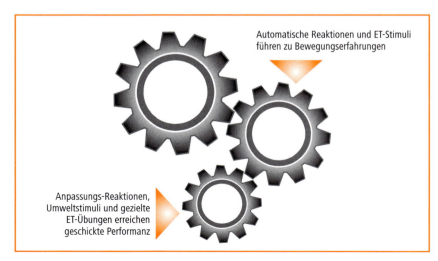

Vergleichbar zur Reifungsspirale aus dem neurophysiologischen Bezugsrahmen von Rosemarie Hagedorn soll hier ein Zahnradschema das Ineinandergreifen von grundlegenden eigenen automatischen Reaktionen, über ergotherapeutische Einflüsse zu ersten Ansätzen von integrierten Bewegungsmustern darstellen. Über den Einbezug bedeutsamer Umweltstimuli und gezielter ET-Übungen kann eine geschickte Performanz erzielt werden. Die Zahnräder greifen und bewegen sich, wenn im Einvernehmen zwischen Therapeutin und Klientin die richtigen Stimuli gesetzt werden und eine vertrauensvolle Atmosphäre die Motivation, den Inner-Drive zu Veränderungsprozessen fördert.

Das nachfolgende Beispiel demonstriert praktisch, wie gezielt gesetzter Wahrnehmungs- und Bewegungsinput unter Einbezug eines klaren Handlungszieles die Koordinationsfähigkeit verbessern und im Ergebnis die selbstständige Handlungskompetenz erweitern hilft.

Aus der ET-Praxis: Mathias, 18 Jahre, mit multiplen Schmerzzuständen insbesondere im Schulkontext und gerade bestandener Führerscheinprüfung, kam aufgebracht und enttäuscht in die Praxis. Den Führerschein habe er nun, da er zu Hause aber nicht am Berg anfahren könne, müsse ihn die Mutter immer noch bringen. Die Fähigkeit, am Berg anfahren zu können, beinhaltet ein schnelles, reflexhaftes Bewegungszusammenspiel von Kupplung loslassen durch den linken Fuß, Handbremse loslassen mit der rechten Hand und Gas geben des rechten Fußes.
Ich überlegte mir daher schnell einige Aufgaben auf einem Trampolin sowie unterschiedliche Gleichgewichtselemente in Kombination mit dem Zuwerfen von Ringen und Bällen. Ich erklärte ihm mein Vorhaben und hoffte sehr, dass die Hypothese (die Automatisierung von gleichzeitigen Bewegungsabfolgen der unteren und oberen Extremitäten) praktisch fruchten möge. Anfangs hatte er Mühe, Bewegungsformationen der unteren Extremitäten mit denen der oberen locker zu verknüpfen. Er musste sich noch in die Bewegung hineindenken, um sie richtig zu gestalten. Zunehmend automatisierten sich aber die Bewegungsmuster, sodass ich die Anforderungen steigern konnte und noch Rätselfragen hinzufügte, um seine Gedanken vom Bewegungsablauf abzulenken. Er spürte seine wachsenden komplexen Bewegungsabfolgen. Dies spornte ihn an, fast 45 Minuten mit mir zu trainieren. Am Ende ließ ich ihn, mit geschlossenen Augen sitzend, den Anfahrversuch mit meiner verbalen Begleitung der Fuß- und Handbewegungen verinnerlichen. Einige Stunden später hinterließ er freudig auf meinem Anrufbeantworter, dass zu Hause der erste Anfahrversuch geklappt habe.

6.2.2 Wirkfaktor „bedeutungsvolle Betätigung"

Auch ohne noch einmal alle Aspekte der bedeutungsvollen Betätigung als wirksames Kernelement zu wiederholen, bleibt es nachvollziehbar, dass ein Training, das sich an der Lebenswelt orientiert, über den Sinnbezug eine Wirkung entfaltet und somit die Entwicklung einer intrinsischen Motivation erleichtert. Deutlich wird dabei auch, dass mit dem Realitätsbezug der Aktivität, z. B. dem Einkaufstraining, die Wahrnehmung auf das gerichtet wird, was bewusst erfahren wird und regulierbar ist. In der Reflexion müssen hier das gute Ergebnis sowie die Grenzen des Machbaren gespiegelt und erörtert werden. Um diesen Wirkfaktor zur Geltung zu bringen, bedarf es ausreichender räumlicher, materieller Trainingsvoraussetzungen. Oft müssen über den Praxisrahmen hinaus auch Einsätze in der Stadt, im Einkaufszentrum, an Praktikumsarbeitsplätzen oder umfeldbezogen zu Hause durchgeführt werden.

6.2.3 Wirkfaktor „Klientenzentrierung" im Rahmen der therapeutischen Beziehung

Die partnerschaftliche Grundhaltung der Klientenzentrierung bewirkt in der Zielfindung beim Klienten das Eröffnen eigenverantwortlicher Denk- und Handlungsräume, z. B. Aspekte seines Lebens, mit denen er unzufrieden ist, neu zu überdenken, Neues auszuprobieren. Dabei müssen zum Schutz des Klienten Grenzen der Betätigung bedacht werden, z. B. Frühwarnzeichen, die ein Ausgleiten in Angstzustände, Dissoziationen vorbeugen helfen. Aus dem humanistischen Bezugsrahmen heraus haben die persönliche Erfahrung und das Bewusstsein eines Menschen eine übergeordnete Bedeutung. Keine Erfahrung kann für einen Klienten gemacht und seine Wirklichkeit kann nicht aus der Sicht der Therapeuten interpretiert und beeinflusst werden. Der Betroffene sollte seine Ziele hinsichtlich seiner Selbstverwirklichung und Sinnsuche persönlich wählen und die Aktivitäten dahin gehend steuern, selbst wenn sich dadurch der Therapieprozess verlangsamt. Die Therapeutin stellt sich als Spiegel zur Verfügung, gibt Informationen und Gelegenheit, damit die Klientin fähig wird, eine Entscheidung zu treffen, bzw. sie arrangiert Aktivitäten, die eine Überprüfung dieser Entscheidung ermöglichen (Hagedorn, 2000, S. 87).

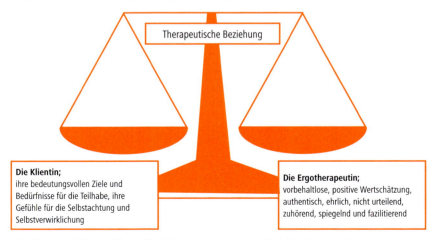

„Die therapeutische Beziehung" in Anlehnung an den humanistischen Bezugsrahmen aus „Ergotherapie und Modelle" von Rosemarie Hagedorn, 2000, S. 86

Nach Hagedorn (2000) stellt sich die therapeutische Beziehung in der Ergotherapie als eine Waage dar zwischen therapeutischer Grundhaltung und psychosozialen Schlüsselqualifikationen sowie den klientenbezogenen Zielen und Bedürfnissen.

6.3 Vergleich der Wirkfaktoren

Es kann hier nicht um den konkurrierenden Vergleich zwischen KBT und ET gehen. Beide wirken auf unterschiedlichen Ebenen und können sich ggf. auch ergänzen.

Die Ausführungen zeigen, dass einen wesentlichen Unterschied in den Wirkfaktoren der KBT die körperpsychotherapeutische Arbeit an den unbewussten Anteilen ausmacht. Die Verkörperung und das integrative bewusste Verstehen innerer Affekte und Konflikte erweitern sozusagen die psychische Binnenstruktur mit dem Ziel und der Wirkung, sich selbstwirksamer bewegen zu können. KBT-Therapeuten bewirken mit ihrem intuitiven Gefühl für das „Verborgene" hinter den Körperphänomenen, dass etwas lebendig wird, was lange Zeit verdrängt blieb. Ihre Arbeit mit dem Übertragungsgeschehen grenzt eindeutig das körperpsychotherapeutische Setting gegenüber der Ergotherapie ab. In ihren wiederholten Angeboten zur Selbsterfahrung, in der Beziehung zu sich und anderen Gruppenteilnehmern, zur Therapeutin, zu Raum und Gegenständen spiegeln sich die Ergebnisse von Veränderungen real wider, z. B. in neuen Verhaltensformen, verbesserter Selbstfürsorge oder Selbstregulation. Der Aspekt der Klientenzentrierung wird sicherlich auf diese Weise auch in der KBT wirksam, denn es geht ja um das Wahrnehmen, Begreifen und Verändern des individuellen Seins und nicht um die therapeutische Vorstellung, wie ein Mensch zu sein hat.

Beide Professionen gehen vordergründig nicht von den pathologischen psychiatrischen Phänomenen aus, sondern zielen auf die Bereitschaft, sich auf Veränderungsprozesse einzulassen. Grundlage dafür ist in beiden Bereichen eine vertrauensvolle Beziehung und Zusammenarbeit.

Die Wirkung der realen Einflüsse durch die bedeutungsvolle Betätigung in der Ergotherapie hinterlässt in der psychischen Binnenstruktur Spuren. Dies geschieht durch das zu bearbeitende Material mit dem konkreten Werkstück, durch erfolgreiche Reaktionen der Umwelt, durch die Klarheit, die eigene Entscheidung in die Tat umzusetzen und damit eine größere Teilhabe zu gewinnen. Die größere Selbstsicherheit, die erhöhte Selbstwirksamkeit verstärken den Grad, mit größerer Umsicht das eigene Leben in die Hand zu nehmen und sich selbst zu regulieren. Daher ist es für Übergänge ins reale Leben sinnvoll, KBT-therapeutische und ergotherapeutische Phasen zu verknüpfen. Das folgende Beispiel soll dieses einmal verdeutlichen und zeigen, wie hier KBT und ET, klientenzentriert nacheinander eingesetzt, synergistisch ihre Wirkung entfalten können.

Jonas B., 27 Jahre, Drogenpsychose, wurde mir von einer Sozialarbeiterin für ein ergotherapeutisches Training geschickt. Jonas hatte schon früh seine Mutter verloren und war bei den Großeltern aufgewachsen. Die Mutter hatte sich, als er 2 Jahre alt war, heimlich der Familie entzogen und nie wieder Kontakt aufgenommen. Der Vater hatte sich später in den Alkohol geflüchtet und den Sohn seinen Eltern überlassen. Bis zur Pubertät blieb Jonas relativ unauffällig, war zwar manchmal ein „Zornikel", wie er sich selbst benannte, aber auch ein freundlicher, humorvoller Junge. In der Pubertät fehlte der elterliche Halt, er suchte sich Jungenbanden, experimentierte viel, begann zu rauchen. Nach Beendigung der Hauptschule versuchten die Großeltern ihn in der Verwandtschaft bei einem Schreiner unterzubringen. Das Erlernen des Schreinerhandwerks – und hier im Besonderen der Schreinermeister – half ihm über einzelne Klippen hinweg. Mit 18 tauchte er in eine Drogenszene ab und wurde durch die Polizei aufgegriffen mit ersten Anzeichen einer durch Drogen indizierten Psychose. Seit einigen Jahren lebte er nun in einer sozialpsychiatrischen Wohngemeinschaft.

Nach der Anamnese beschrieb ich ihm die Möglichkeiten, entweder durch KBT an den frühen Erfahrungen oder durch ET im konkreten Tun an seinen alten Fertigkeiten anzuknüpfen. Jonas entschloss sich schnell für die KBT und rutschte dabei gleich von sich aus auf den Boden runter. Sein humoriges, spontanes Verhalten machte mich neugierig auf ihn. Ich mochte ihn und erlebte die ersten Stunden in einer innerlich freien experimentierfreudigen Stimmung. In diesen Stunden ging es viel um das Ertasten, Spüren und Assoziieren von Gegenständen, um herauszufinden, welche dem eigenen Empfinden näher sind. Im Weiteren versuchte ich über gelenkte Körperwahrnehmung, sein Körperbild zu vergegenwärtigen. Berührungen setzte ich jedoch nur sparsam ein. Jonas setzte sich oft auf den Boden und begann mit einfachen spielerischen Aktivitäten, die ein Nehmen und Geben, Sich-im-Raum-Ausbreiten und Räume-für-sich-Abgrenzen beinhalteten. Er reflektierte erstaunlich präzise und emotional sein Empfinden und konnte es in Bezug zu seiner Biografie setzen. Vor meinem inneren Auge hatte ein kleiner Junge seinen „Spielraum" gefunden, in den er eintauchte, aber auch immer wieder abklärte, ob ich ihm bei allem wohlgesonnen blieb. Ich konnte ihm emotional gut und gerne diesen Zeitraum der Nachreifung in einem für ihn wohl „mütterlich" präsenten Kontext einräumen. Aus dem Sozialarbeiterumfeld kamen zudem gute Rückmeldungen über eine Stabilisierung und gute Anpassung im Wohnheim. Im realen Bezug blieb er verantwortlich, fehlte keine Stunde, ohne sich vorher ordnungsgemäß abzumelden.

So vergingen 1,5 Jahre. Ich begann mich zu fragen, ob ich diesen „Spielraum" nicht langsam eingrenzen müsste. Von meinem Praxisfenster aus erhaschte ich einmal einen Dialog von ihm mit einem anderen Mann, der ihn fragte, was denn Ergotherapie sei. Jonas antwortete: „Wesch, wenn de kene gute Kindheit gehabt häs, hier kanscht se nachhole." Eine Aussage, die ich dankbar entgegennahm. Ich ließ ihm also noch ein wenig Zeit, thematisierte dann aber die Grenzen des Spielraums und vereinbarte einen nächsten Schritt. Er wollte sich wieder, an der alten Ausbildung anknüpfend, dem Schreinerhandwerk zuwenden. Wir verließen damit den KBT-Raum und gingen in die Werkstatt der Praxis. Jonas begann nach Erarbeitung eines schriftlichen Arbeitsplanes zunächst aus Holz einen LKW anzufertigen, der als Bürosortierelement genutzt werden konnte. Jonas arbeitete intensiv, sorgfältig, *verzettelte sich aber, weil ihm immer neue Verzierungen einfielen. Irgendwie wurde dieses Teil nicht fertig. Es schien mir, dass wir uns immer noch in einer „Spielübergangsphase" befanden. Wieder musste ich nun eine Zeitgrenze setzen. Das fertige Stück machte ihn zwar stolz, er wollte es aber nicht mitnehmen, es sollte meinen Bürobereich zieren. Jedes Mal, wenn er kam, schaute er kurz nach, ob es noch da stand. Es war ein wichtiges Übergangsobjekt für eine neue Phase geworden. Mahnend stand es täglich vor mir, ihn nicht zu vergessen.*

Dann fragte er selbst nach einem Auftrag, er wolle etwas für die Praxis tun, mir etwas zurückgeben für die lange Zeit in der Praxis. Er entwickelte einen schlichten großen Holzwagen (50 x 60 cm), in dem ich weiche Bausteine für die Kinderbehandlung passend einsortieren und befördern konnte. Dieses Objekt gelang recht zügig und er erhielt auch von den anderen Kolleginnen eine große positive Resonanz.

Der nächste Schritt war der Übergang zu einem Praktikum in einer Jugendwerkstatt mit einem Schreinermeister. Die Anpassung an die realen Zeiten und die handwerklichen Anforderungen gelangen ihm recht gut. Seine humorvolle Art machte ihn recht bald beliebt. Meine restlichen ergotherapeutischen Stunden galten nun eher der Beratung, um mit ihm nach vorne zu schauen. Das schien mir nicht immer ganz einfach, ein Teil von mir war oft noch mit dem früheren Übertragungsbild besetzt. Dies bedeutete auch für mich selbst, mich in meiner Sprache, Spiegelung nun am Realen zu orientieren. Er selbst vergewisserte sich dennoch immer wieder, ob der ursprüngliche Beziehungsanteil noch Bestand hatte, indem er immer wieder nach dem kleinen LKW auf meinem Schreibtisch schaute. Dieses Wechselhafte in der Beziehung empfand ich nicht immer als spannungsfrei.

Die vertrauensvolle Beziehung trug ihn jedoch weiter, er konnte sich lösen und in eine geringfügige Anstellung bei einem Hausmeisterservice eintreten.

Kapitel 7

Berufliches Rollenselbstverständnis

Die Reflexion über das eigene Rollenselbstverständnis führt in der ET wie auch in der KBT über die Auseinandersetzung mit
- den Schlüsselqualifikationen
- den Berufsdefinitionen und der eigenen Erwartung, sie auszugestalten
- den äußeren Rahmenbedingungen
- der Verortung in einem beruflichen Vereinskontext

Zu den **Schlüsselqualifikationen** zählen:
a. *fachliche Qualifikation,* wie
   - das Erlernen und Weiteroptimieren von beruflichen/methodischen Kenntnissen,
   - die Gewissheit der Berufserfahrungen,
   - die Kenntnis der Wirkfaktoren,
   - die Einsicht in berufliche Möglichkeiten und Grenzen,
b. *persönliche Merkmale* wie das Bewusstsein des eigenen Seins, der eigenen Haltungen und Werte, die man verkörpern will und kann, die Einschätzung, welcher beruflich methodische Weg für einen selbst stimmig ist,
c. *soziale Fähigkeiten* im realen Umgang mit Patienten, Mitarbeitern, Angehörigen, Ärzten und Fachkräften anderer Therapieberufe.

Die **Identifikation mit der eigenen Berufsdefinition** und/oder der spezifischen Methode vollzieht sich intrapsychisch und interpersonell. Sie ist häufig einem Zeitgeist unterworfen, weil sie interaktionell – z. B. in Fort- und Weiterbildungen, Teamsitzungen oder Supervisionen – immer neu auf den Prüfstand gestellt wird.

In der Vergangenheit hatten sich Ergotherapeuten in der Außenwirkung über eine Fülle von Weiterbildungsmethoden definiert. Wer gezielt eine bestimmte Klientel an die Praxis binden wollte, führte seine Schwerpunkte in allen Anzeigen mit auf. Die ET als reines „Übungsverfahren" zur Wiedergewinnung von Alltagsfähigkeiten führte eher ein Schattendasein neben den vielfältigen Methoden, wie Handtherapie, Bobath-Konzept, SI-Behandlung, Gestaltungstherapie oder auch KBT. Erst mit den Professionalisierungsbemühungen, den ersten Studiengängen und einer neuen inhaltlichen Ausrichtung (dem Paradigmenwechsel), die sich in der Definition durch den Deutschen Verband der Ergotherapeuten widerspiegelte, stieg das Selbstbewusstsein wieder.

Die im 2. Kapitel dargestellten Definitionen von ET und KBT erzeugen bei Ergotherapeuten mit KBT-Weiterbildung eine doppelte Identität, während weitere erlernte Methoden, wie die Bobath-Behandlung oder die Sensorische Integrationstherapie, sich eindeutig der Ergotherapie zuordnen lassen. So ist es nicht immer leicht zu entscheiden, ob das therapeutische Handeln nun einer Ergotherapeutin oder einer Körperpsychotherapeutin entspricht. Was zählt mehr, die äußeren Erwartungen, Rahmenbedingungen oder das innere eigene Selbstverständnis dessen, was gerade in diesem Moment gefordert wird? Es kann aber durchaus neben der „bedeutungsvollen Betätigung" auch der „bedeutungsvoll gelebte Augenblick" stehen, in dem tief greifende Erkenntnisse und Erfahrungen gespürt werden.

Im Rahmen der Forschungswerkstatt im DAKBT diskutierte 2013 eine Gruppe KBT-Therapeuten verschiedener Berufe die Fragestellung der Identifikation mit der eigenen Berufsprofession oder der KBT-Profession. Es erstaunte alle sehr, dass niemand sich in erster Linie als KBT-Therapeutin, sondern immer zunächst über den Grundberuf und dann über die Methode KBT definierte. Dennoch war die KBT für die meisten die Kernmethode ihrer beruflichen Tätigkeit, doch nur wenige deklarieren sich in ihrer Rollenkonzeption ausschließlich als KBT-Therapeuten. Dies scheint sehr kontextabhängig davon zu sein, in welcher Berufsrolle jemand angestellt ist oder sich niedergelassen hat und finanziert wird. Da die KBT-Methode als Körperpsychotherapie nirgendwo rechtsverbindlich verankert ist, müssen manche Kollegen die Heilpraktiker-Prüfung für Psychotherapie absolvieren, um sich niederzulassen und die KBT anwenden zu können. Methodisches Selbstverständnis und berufliches Rollenverständnis können an dieser Stelle auseinanderklaffen.

In der Ergotherapie erfolgt oft eine pragmatische Lösung. Die in den Heilmittel-Richtlinien und Rezept-Verordnungen der Ärzte aufgeführten psychosozialen Zielvorstellungen lassen sich eindeutig über die Methode KBT behandeln. Es gibt sicher auch andere ergotherapeutische Wege, aber Patienten, die den Weg zur Ergotherapie mit KBT-Ausbildung gesucht und gefunden haben und nach der diagnostischen Phase bleiben wollen, bleiben, weil sie eine Ahnung erhalten haben, dass dieser Weg über die KBT für sie ein erfolgreicher werden könnte. Dabei ist es wichtig, die ergotherapeutischen Ziele im Hinterkopf zu behalten, den Weg aber körperpsychotherapeutisch zu beschreiten.

Folgende Überzeugungen sind dabei hilfreich:
- die Grundhaltung nach E. Gindler, dass der Mensch sowohl zu sich als Ganzes, zu seinem Körper (in all seinen Facetten), zu seinen Gefühlen, Wünschen und Sehnsüchten sowie zu seiner Umwelt in Beziehung gehen kann;
- dass Suchen und konzentratives Sich-erspüren-Lernen Grenzen und Möglichkeiten erweitern;
- die Erfahrung der Gewissheit für das „Stimmig-Sein" im eigenen Körper, im Umgang mit der Umwelt, im Setzen eigener Maßstäbe für die Grundfrage: Was will und kann ich in meinem Leben umsetzen?
- dass sich mit der persönlichen Authentizität (notwendige) Krisen im therapeutischen Geschehen offen mit Klienten klären und die darin liegenden Chancen spiegeln lassen;
- dass die Lust und Neugierde der Therapeutin auf das Veränderbare, das Bewegungsfreudige im Gegenüber eine Resonanz findet;
- dass theoretische Grundlagen die Arbeit begründen helfen und man sich fachliche Hilfe durch Inter-/Supervision holen kann.

Im Berufsfeld der psychosozialen Ergotherapie haben sich in den letzten Jahren einige neue Methoden etabliert. Neben den herkömmlichen alltagsrelevanten, ausdruckszentrierten oder berufsbezogenen Trainingsverfahren haben sich nun achtsamkeitsbasierte Verfahren, wie z. B. Mindfulness-Based Stress Reduktion (MBSR), Tonfeldarbeit, Sensorische Integration in der Psychiatrie, aber auch neue Verfahren, wie z. B. tiergestütztes Kommunikationstraining, etabliert. Kunst-, Gestaltungs- oder Konzentrative Bewegungstherapie werden klinisch oder ambulant eher vereinzelt von Ergotherapeuten angewandt. Trotzdem – diese Methodenvielfalt zeugt innerhalb der Berufsgruppe der Ergotherapeuten von einer hohen Individualität und Kreativität, andererseits besteht die Gefahr, dass die Kernbegriffe der Ergotherapie sich verwässern. Dennoch – die traditionelle Reduzierung der Ergotherapie im psychosozialen Sektor auf handwerkliche, gestalterische oder einfache arbeitstherapeutische Techniken wird der inhaltlichen Weiterentwicklung ebenso wenig gerecht.

Die KBT kann angesichts ihrer Ausrichtung teilweise den *wahrnehmungsbezogenen und handlungsorientierten Methoden unter Einbeziehung von angrenzenden körperpsychotherapeutisch orientierten Verfahren* zugeordnet werden (Scheepers et al., 2015, S. 416). In der KBT sind jedoch auch Aspekte der Symptomregulierung, Ausdrucks- und Kompetenzzentrierung sowie der Interaktion enthalten.

Die **äußeren Rahmenbedingungen** tragen ebenfalls viel zum beruflichen Rollenselbstverständnis bei. Ende des 20. Jahrhunderts fand sich die Ergotherapie noch häufig in Kellerräumen der Psychiatrie wieder, was mit Hinweis auf den Stellenwert der ET von den Ergotherapeuten zunehmend geändert werden konnte. Der Weg bis zu einer eigenständigen Abteilung in einem Landeskrankenhaus musste von engagierten Ergotherapeuten vorangetrieben werden, letztendlich brachte sie einen Durchbruch und steigerte das Ansehen für die gesamte Berufsgruppe.

Es ist sicher leicht nachzuvollziehen, dass klinische Arbeitsbedingungen im Team mit Zuweisung des Stationsarztes sich auf das Handeln von Ergotherapeuten auswirken. Das Grundbehandlungskonzept der Station geht von der Klinikleitung und vom Arzt aus und setzt therapeutische Maßstäbe für die Behandlungsrichtung. Ist die KBT gefordert, tritt die Erwartung an den Grundberuf zurück. Lediglich bei der tariflichen Entlohnung erfolgt der Verweis auf den Grundberuf – und damit verbunden oft die Enttäuschung, dass die Weiterqualifizierung sich nicht im Gehalt auszahlt, so wie es auch bei allen anderen Weiterbildungen im Bereich der Ergotherapie ist.

Im ambulanten Sektor – im Besonderen in der eigenen Praxis – prägen andere existenzielle Faktoren das berufliche Selbstverständnis.

- Patienten, die direkt mit einem Rezept kommen, haben zunächst unspezifisch den Wunsch nach einer schnellen Hilfe zum besseren Umgang mit ihren Problemen.
- Angehörige hoffen auf Entlastung, wollen teilweise selbst ihren betroffenen Partner verstehen lernen.
- Einige Ärzte hoffen einfach auf eine effiziente Umsetzung ihrer Leitlinien, wissen aber oft nicht genau, was sich hinter der Ergotherapie verbirgt und geben dem Drängen der Patienten nach neuen Rezepten nach. Andere Ärzte sind interessiert, informiert und überweisen gezielt mit Hinweis auf die KBT.

- Die Praxis der Rezeptüberweisung gibt Ärzten über die Heilmittel-Richtlinien und über die Rahmenvereinbarungen mit den Krankenkassen einen inhaltlichen und formalen Rahmen vor, der aber einige Gestaltungsfreiräume zulässt.
- Als Freiberufler gilt es, mit verschiedenen Marketingstrategien offensiv für die eigenen Behandlungsmöglichkeiten zu werben und sich zu zeigen. Patienten informieren sich zunehmend über das Internet über Behandlungsansätze und wollen schon einmal ein Bild der Therapeuten sehen.

Das Gesundheitswesen wird oft als Haifischbecken bezeichnet, in dem unterschiedlichste Machtinteressen ausgetragen werden, oft zulasten der Patienten. Da liegt es nahe, berufliche Interessen zu bündeln, um gegen größere Haie gewappnet zu sein. Die **Verortung in einem beruflichen Vereinskontext** wie dem DVE (Deutscher Verband der Ergotherapeuten e. V.) kann ein Gefühl vermitteln, beheimatet zu sein. Mit einem eigenen Fortbildungsinstitut, der DVE-AKADEMIE, und einem jährlichen Hauptkongress (ca. 1200 Teilnehmer) sowie Fachausschüssen und Landesgruppen schafft er verschiedene Foren der Zuordnung, des Kontaktes und der Identitätssuche. Insbesondere die niedergelassenen Ergotherapeuten erfahren den DVE als professionellen Verhandlungspartner für Krankenkassen und Ärztegremien. Mit dem Mauerfall und der Wiedervereinigung der beiden deutschen Staaten 1990 explodierte die Anzahl der ET-Schulen auf heute ca. 170 in der BRD. Damit einhergehend sind massiv ansteigende Zahlen von Berufsangehörigen zu verzeichnen, die ihrerseits leider zunehmend weniger aktives Interesse an Vereinspolitik haben und die Bedeutung oder Notwendigkeit einer berufsständischen Vertretung für ihren persönlichen Berufsalltag unterschätzen. Die heutige Berufsgruppe umfasst nach Schätzungen aktuell ca. 40 000 Berufsangehörige, nur ca. 25–30 % von ihnen sind im Berufsverband organisiert.

Dagegen ist die **Verortung im KBT-Vereinskontext** zwingende Voraussetzung zum Erwerb des KBT-Zertifikats. Der DAKBT (Deutscher Arbeitskreis für Konzentrative Bewegungstherapie e. V.) stellt für alle KBT-Therapeuten den berufspolitischen Rahmen und hat das Monopol für die Weiterbildung. Diese Doppelfunktion bindet alle Mitglieder mit ihren unterschiedlichen Anliegen stark an den Verein. Die Jahrestagungen und die Forschungswerkstatt stellen für die Mitglieder zwei Angebote dar, ihr berufliches Selbstkonzept mit dem Verfahren der KBT immer wieder neu zu hinterfragen. Lange Zeit fokussierten sich die politischen Bemühungen und Hoffnungen des DAKBT auf die Integration der KBT in das Psychotherapiegesetz. Sie weckten bei den Physiotherapeuten und Ergotherapeuten den Wunsch, über diesen Weiterbildungsweg eine neue, gemeinsame berufliche körperpsychotherapeutische Identität zu finden. Der DAKBT und die KBT-Therapeuten müssen sich zukünftig stärker mit anderen Körperpsychotherapie-Organisationen befassen und organisieren, um diesem Verfahren in einem übergeordneten Kontext das Überleben zu sichern.

Kapitel 8

Diagnostik

> Die Diagnostik in der KBT und ET hat sich mit der theoretischen Fundierung in den letzten Jahren sehr verändert. Ihre Konkretisierung soll am Ende der Ausführungen noch einmal praktisch beleuchten, wie sich Wirkfaktoren und Kerntheorien in ihrer Umsetzung darstellen und wie Verhaltensphänomene erfasst werden. Vorab werden einige grundsätzliche Annahmen und Diagnosesysteme kurz erläutert.

Klinischer Kontext

Im Rahmen der klinischen psychiatrischen/psychosomatischen Diagnostik ist eine multidimensionale Betrachtungsweise des Patienten mit den Augen der Psychologie (Psychopathologie und Tiefenpsychologie), der somatischen Medizin (biologische Psychiatrie) und der Soziologie (Sozialpsychiatrie) Standard, da an der Entstehung von Erkrankungen psychische, somatische und soziale Faktoren beteiligt sind (Brunner & Lieb, 1996). Die Herausforderung besteht darin, im Behandlungsteam die Beobachtungen zusammenzufügen, um ein ganzheitliches Bild des Menschen zu gewinnen. Zur klinischen Behandlung gehört, dem betroffenen Menschen ein eigenes Verständnis für seine Erkrankung und Lage zu ermöglichen. In der Therapieplanung sollten z. B. die Tatsache einer Traumatisierung, das Vorhandensein einer Persönlichkeitsstörung und die Präsenz einer weiteren komorbiden Symptomatik berücksichtigt werden (Wöller, 2006, S. 111). Wöller betont die Notwendigkeit eines sorgfältigen diagnostischen Prozesses. Er unterscheidet die interpersonelle und die intrapsychische Ebene der Diagnostik. Die interpersonelle Ebene fokussiert das interaktionelle Geschehen zwischen Patienten und ihren Interaktionspartnern. Die intrapsychische Ebene der Diagnostik untersucht die innerseelischen Prozesse des Patienten hinsichtlich seiner Konflikte, strukturellen Fähigkeiten und Affekte vor dem Hintergrund der frühen Beziehungserfahrungen.

Der Einstieg in eine effiziente Diagnostik und Behandlung hängt in hohem Maße davon ab, wie die Beziehungsgestaltung zu Beginn der Therapie auf die Charakteristik der Persönlichkeit mit ihren Einschränkungen abgestimmt wird. Nur wenn sich Patienten ausreichend sicher fühlen, werden sie diagnostisch verwertbare Angaben liefern. Insofern sind Diagnostik und Therapie von Beginn an aufs Engste miteinander verbunden (ebd.).

In den letzten Jahren wurden die Einflüsse des sozialen und beruflichen Umfeldes für die Betroffenen, aber auch die Nutzung persönlicher Ressourcen, die Resilienz stärker in den diagnostischen Prozess einbezogen. Die Frage, wie die Selbstwirksamkeit und Selbstregulation stärker gefördert und eigenverantwortlich vom Klienten übernommen werden kann, veränderte den diagnostischen Blick.

Neben den deskriptiven Diagnosesystemen, dem ICD-10 (Dilling et al., 2013) und dem DSM IV (American Psychiatric Association, 2013), hat sich in den letzten Jahren auch die OPD (Operationalisierte psychotherapeutische Diagnostik) in der psychotherapeutischen Landschaft etabliert. Das Ziel des OPD-Arbeitskreises war es, die deskriptive psychopathologische Klassifikation um die grundlegenden psychodynamischen Dimensionen zu erweitern (Arbeitskreis OPD-2, 2007, S. 27). Sie ist stärker auf therapeutische Prozesse, also auf das interaktionelle Geschehen zwischen Therapeutin und Patientin ausgerichtet und berücksichtigt auch die Ressourcen der Patienten. In vier psychodynamischen und einer deskriptiven Achse werden nachfolgende Teilkonzepte einer Persönlichkeit erfasst:

Achse 1. Krankheitserleben und Behandlungsvoraussetzungen: Erfragt und untersucht werden die Beschwerdesymptomatik, die Therapieerwartung, Motivation und Ressourcen sowie Beschreibungen der Patienten, wie sie ihre aktuelle Situation erleben und bewältigen können.

Achse 2. Beziehung: Psychoanalytische Betrachtung, Beziehungsdiagnostik, das Wechselspiel von Übertragung und Gegenübertragung erhalten ein entscheidendes Gewicht für den Behandlungsfokus.

Achse 3. Konflikt: Zentrale Rolle dieser klassisch-analytischen Diagnostik spielt der innere Konflikt, der der äußeren konflikthaften Situation gegenübergestellt werden kann. Die Bearbeitung des Konfliktes kann als ein Behandlungsziel definiert werden.

Achse 4. Struktur: Diese Achse bildet Qualitäten bzw. Insuffizienzen psychischer Strukturen ab. Diese beziehen sich auf die Bereiche der Selbst- und Fremdwahrnehmung, der Selbststeuerung, der Kommunikation nach innen und außen sowie der Bindung an innere und äußere Objekte. Ein gut integriertes Strukturniveau ist Voraussetzung für die Bearbeitung von Schwierigkeiten in der Beziehung oder die Aufarbeitung von Konflikten.

Achse 5. Beschreibung der psychischen und psychosomatischen Störung; auf dieser Achse werden die etablierten Diagnoseinstrumente ICD-10 und DSM IV einbezogen.
(Arbeitskreis OPD-2, 2007, S. 35).

Die Ergebnisse der klinischen Beobachtungen aus der Therapie und die Interviews der Ärzte, Psychologen und Therapeuten werden zusammengefasst und ergeben einen Therapiefokus. „Wenn im Rahmen der prozessorientierten OPD-2-Diagnostik bedeutsame Aspekte eines unbewussten Konfliktes, der strukturellen Einschränkung oder der dysfunktionalen Beziehungsgestaltung als Problemschwerpunkte identifiziert werden, lassen sich die fokalen Ziele in einer geplanten Behandlung formulieren." (Arbeitskreis OPD-2, 2007, S. 34).

Ambulanter Kontext

In der ambulanten Praxis müssen sich die Therapeuten selbst ein umfassendes Bild machen. Sie können/sollten dies gelegentlich durch Super- oder Intervisionen überprüfen lassen. Die Zuweisung erfolgt nur mit geringem Informationsgehalt, nur selten stehen Klinikberichte zur Verfügung.

Bei mit aller Vorsicht getroffenen Einschätzung und Relativierung nach den diagnostischen Erhebungen können immer nur Annahmen und Hypothesen zur Entwicklung und zum Leiden des Klienten getroffen werden. Um hier nicht mit subjektiv gefärbtem Blick etwas zu entwickeln oder sich zu verwickeln, macht es Sinn, die Diagnostik weitgehend zu objektivieren.

Die folgenden Ausführungen konzentrieren sich auf das ambulante Arbeitsfeld einer ET-Praxis mit Schwerpunkt Psychosomatik/Psychiatrie. Die diagnostischen Ansätze haben sich hier in den letzten Jahren erheblich ausdifferenziert und sind auch mit diesem Beitrag nicht final zu betrachten. Diagnostik bleibt ein lebendiges, prozessorientiertes Geschehen.

Die Auseinandersetzung mit der OPD-2 eröffnete neue Möglichkeiten und Strukturen, Beobachtungen zu systematisieren, die im Rahmen der KBT genutzt werden können. Für das ergotherapeutische Vorgehen richtet sich der Blick zunächst auf das Betätigungsziel und dann auf die Funktions- und Fähigkeitsprobleme, die mit dem Erwerb von bedeutsamen, wichtigen Handlungen verknüpft sind.

8.1 Diagnostik in der KBT

Für die KBT wird in den letzten Jahren nach einem allgemeingültigen Instrumentarium zur Eingangsdiagnostik gesucht, welches hilft, die Phänomene und Einschränkungen in ein System einzuordnen. Es soll handlungsleitend für die Entwicklung einer Hypothese zur Persönlichkeitsentwicklung bzw. für ein Behandlungsziel und die therapeutischen Strategien stehen. Die Entscheidung, sich dabei an die OPD-2 anzulehnen, zielte darauf,

- dass KBT-Therapeuten im Team mit den anderen Berufsgruppen eine gemeinsame Sprache für die unterschiedlichen Beobachtungsfelder entfalten können,
- dass ihre körperpsychotherapeutische Arbeit sich auf die Achsen der Beziehung, des Konfliktes, der Struktur und des Krankheitserlebens richtet und auswirken kann.

Der Hauptfokus der KBT-Diagnostik liegt im Wesentlichen auf der Beobachtung von Phänomenen im Einzel- und Gruppengeschehen während der Erprobung oder Auseinandersetzung mit ersten KBT-Angeboten. Im leibhaftigen Ausdruck von Haltung, Mimik, Gestik, Bewegungsmustern findet die Spurensuche nach Affekten, Konflikten oder zur Art und Weise, wie die Betroffene mit den Menschen ihres Umfeldes in Kontakt und Beziehung geht, statt. Ergänzend dazu werden sozial- und krankheitsanamnestisch Daten erfasst. Ein weiterer Weg zum tiefer gehenden Verständnis des betroffenen Menschen beinhaltet die Symbolarbeit, z. B. Biografien (Krankheit als Weg, Freudenbiografie, Familienaufstellung mittels Tieren). In der Zuordnung von inneren Bildern zu Symbolen begegnen die Patienten Teilaspekten von sich und inneren affektiven Regungen. Die Therapeutin spürt gleichzeitig ihren inneren auftauchenden Bildern und Wahrnehmungen nach, um das Übertragungsgeschehen sowie psychopathologische Defizite oder Abwehrmechanismen zu erfassen. Die gemeinsame Reflexion enthält eine bedeutsame Brückenfunktion zwischen den

Akteuren, aber auch dem Bewussten und Unbewussten, indem Wahrgenommenes gespiegelt, unbewusste Assoziationen hinterfragt und zur aktuellen Erfahrung symbolisierend Bezug genommen wird. Jedes diagnostische Urteil ist auch hier in ein Beziehungsgeschehen zwischen Patientin und Therapeutin eingebettet und davon mitbestimmt. Die persönliche Ausgestaltung der KBT-Diagnostik wuchs in den letzten Jahren mit dem zunehmenden Grundverständnis der KBT, den Erfahrungen in Therapieprozessen, der Diskussion um die zukünftige KBT-OPD-Diagnostik sowie dem zentralen Anliegen, für jeden Patienten angemessen und individuell Hypothesen bilden zu können, die hilfreich für die Behandlungsleitlinie wurden.

8.1.1 KBT-Dokumentationsinstrumente

Zur Strukturierung der erhobenen Daten wird u. a. der KBT-Dokumentationsbogen der Forschungsgruppe im DAKBT eingesetzt, um daraus einen Handlungsleitfaden für die Behandlung zu ermitteln.

Seine neun Items beinhalten:

1. Eigenwahrnehmung
2. Körperbesetzung
3. Bewegungsverhalten
4. Vitalität
5. Handlungsfähigkeit
6. Beziehungsfähigkeit
7. Symbolisierungsfähigkeit
8. Selbstregulation
9. anderer Zielbereich

Diese Items helfen, die Beobachtungen zu systematisieren, eine optionale Gewichtung und Bewertung der erreichten Ziele vorzunehmen. Einige Patienten fragen konkret nach den zusammenfassenden Beobachtungen und Zielvorstellungen für den Therapieverlauf.

Als Grundlage für ein diagnostisches Gespräch mit den Patienten wurde dieser Bogen von der Autorin modifiziert. Die folgenden Fragen zu den Zielbereichen sind Leitfragen, die sich bei Kenntnis der Patienten an die gemeinsam gemachten Erfahrungen sowie an die Sprachebene des Patienten anpassen müssen.

Leitfragen zur gemeinsamen Überprüfung der Ziele in der KBT

Persönliches Ziel:
Welche Beschwerden, Erfahrungen, Gründe haben die Patienten bewogen, eine körperpsychotherapeutische Einzel- oder Gruppentherapie aufzusuchen?

1. **Eigenwahrnehmung:**
   Fällt es Ihnen leicht, innere Impulse, Reaktionen oder Bewegungen z. B. bei Konflikten wahrzunehmen? Können Sie über Ihren Körper Wünsche, Affekte oder Gefühle wahrnehmen? Wie nehmen Sie sich bei Berührungen, Kontaktaufnahmen wahr, können Sie diese gut annehmen und Ihre Empfindungen entsprechend den Personen unterscheiden? Wie erleben Sie sich in Ihrem Körper in der Nähe oder Abgrenzung zu anderen? Spüren Sie Zusammenhänge zwischen körperlichen Empfindungen und seelischen Hintergründen?

2. **Körperbesetzung:**
   Was für ein Gefühl oder welche emotionale Einstellung haben Sie zu Ihrem Körper? Fühlen Sie sich in und mit ihm lebendig und vertraut, können Sie mit ihm genießen? Was mögen Sie körperlich an sich, was nicht? Können Sie sich auf Ihren Körper verlassen? Können Sie sich auf körperliche Veränderungen einstellen? Können Sie körperliche Einschränkungen wahrnehmen? Was tun Sie für Ihr körperliches Wohlbefinden?

3. **Bewegungsverhalten:**
   Wie nehmen Sie sich beim bewussten Gehen, Stehen, Liegen, im Handeln wahr? Erleben Sie sich eher aktiv, frei, neugierig oder eher mit Vorsicht auf etwas zugehend? Wie bewegen Sie sich auf andere Menschen hin? Können Sie sich z. B. in neuen Räumen frei und kraftvoll bewegen, handeln? Wie strukturieren Sie sich zeitlich auf ein Ziel hin, lassen Sie sich Zeit anzukommen, bewusst das Umfeld wahrzunehmen?

4. **Vitalität:**
   Mit welchen Sinnen nehmen Sie bevorzugt Ihre Umwelt wahr? Können Sie mit allen Sinnen Elemente des Alltags genießen, Lebensfreude finden, Heiterkeit entwickeln? Wie erleben Sie Ihren Atem, Ihre Kraft in verschiedenen Kontexten? Wie nehmen Sie Ihre persönliche Bereitschaft, Herausforderungen anzunehmen, wahr? Wie stärken Sie Ihre Vitalität?

5. **Handlungsfähigkeit:**
   Was macht Sie neugierig, gefällt Ihnen neu im Alltag zu entdecken, auszuprobieren? Wie erleben Sie sich in der Umsetzung von Routineaufgaben? Wie gehen Sie an neue Herausforderungen im Alltag heran? An welchen Punkten erleben Sie Grenzen Ihrer Handlungsfähigkeit? Welche Aktivitäten führen Sie lieber gemeinsam, welche alleine aus? Welche Ressourcen und neuen Möglichkeiten haben Sie in letzter Zeit für sich entdeckt und genutzt?

8 Diagnostik

6. **Beziehungsfähigkeit:**
Wie erleben Sie sich in einer Beziehung? Sind Sie lieber autonom, für sich sorgend oder in der Gemeinschaft der Beziehung aufgehend? Was brauchen Sie, um sich in der Beziehung wohlzufühlen? Können Sie Freundschaften und Bindungen pflegen? Spüren Sie körperlich Ihre Neigungen, Abneigungen, Wünsche nach Nähe und Distanz bzgl. anderer Menschen? Können Sie gut in Beziehungen Ihre eigenen Bedürfnisse einbringen? Wie schätzen Sie Ihre eigenen Fähigkeiten zur Abgrenzung und zu Konfliktlösungen ein? Haben Sie das Gefühl, in Beziehungen Sie selbst zu sein?

7. **Symbolisierungsfähigkeit:**
Können Sie körperliche Symptome im Zusammenhang zu einem Geschehen in ihrer Bedeutung verstehen? Macht es Ihnen Freude, über Gegenstände des Raumes bedeutungsvolle Zusammenhänge zu Ihrer Geschichte zu entwickeln? Gefällt es Ihnen, über Symbole, Gestaltungen innere Gefühle und Bilder zum Ausdruck zu bringen?

8. **Selbstregulation:**
Können Sie für sich selbst gut sorgen? Können Sie unter Stress Ihre Impulse wahrnehmen und steuern? Wie gelingt es Ihnen, auch in Konflikten für Ihr Handeln Verantwortung zu übernehmen? Kennen Sie die Grenzen Ihrer Frustrationstoleranz? Nutzen Sie Ihren Körper, um innere Affekte auszugleichen?

Beim gemeinsamen Besprechen dieser Zielbereiche wird Bezug genommen auf die ersten praktischen Wahrnehmungen und Erfahrungen während der ersten KBT-Stunde. Die Patienten erleben diese Transparenz des therapeutischen Geschehens als sehr befreiend und befruchtend. Am Ende des Gespräches kann ein gemeinsamer Zielfokus vereinbart werden, der wie ein roter Faden die folgenden Stunden durchzieht.

8.1.2 Dokumentation der Ressourcen

Die grundsätzliche Frage an die Patienten, warum sie trotz vieler Beschwerden und Einschränkungen bislang ihren Alltag und die Hürden des Lebens bewältigt haben, muss Standard sein. Denn den Ressourcen aus der Vergangenheit und Gegenwart wird in der Psychotherapieforschung zunehmend mehr Bedeutung bei der Überprüfung von Wirksamkeit in der Behandlung zugesprochen. Persönliche Stärken, Fähigkeiten, Erfolge kennzeichnen den inneren Anteil, die sozialen, materiellen Unterstützungssysteme bilden den äußeren Rahmen (Wöller, 2006, S. 124). Für die Erarbeitung der Ressourcen können unterschiedliche Mittel und Angebote genutzt werden.

a. **Das Formblatt „Meine Ressourcen"** kann sowohl in der KBT als auch in der ET eingesetzt werden. Es unterstützt den ersten reflexiven Zugang zu den guten Anteilen sowie Introjekten und stabilisiert die Vertrauensbildung. Zunächst überlegt die Patientin, welche Ressourcenbeispiele zutreffen, welche noch fehlen. Erst dann erfolgt der Eintrag:

- der Ausprägungen durch A in den Spalten 1-10,
- der Vorstellungen, wie weit diese Ressource als Ziel ausgebaut werden soll, durch Z in den Spalten 1-10,
- und eine Zahl 1-10 in der letzten R-Spalte für die Bedeutsamkeit einzelner Ressourcen in der Therapie und dem Alltag.

Bei der Auflistung der Ressourcen können auch konkrete Bewältigungsstrategien ermittelt werden. Über sich selbst lachen, sich selbst ablenken, sich trösten und Verbündete suchen gehören z. B. zu den positiven Strategien. Aber auch Selbstverletzung, massive Abgrenzung, sich wegbeamen oder etwas erdulden muss manchmal zur Bewältigung schwieriger Situationen wahrgenommen und erörtert werden.

Meine Ressourcen											
Ressourcen-Beispiele	1	2	3	4	5	6	7	8	9	10	R
Partner											
Eigene Kinder											
Geschwister											
Eltern											
Freunde											
Arbeit und das Arbeitsumfeld											
Freizeit und Hobbys											
Fähigkeit, Kontakt aufzunehmen											
Bereitschaft zu verstehen											
Sich abgrenzen können											
Neues kennenlernen wollen											
Bereitschaft: Nicht aufgeben wollen											
Materielle Sicherheit											
Andere persönliche Ressourcen											

A = Ausprägung   Wie stark ist die Ressource zurzeit ausgeprägt?
Z = Ziel   Wie weit soll diese Ressource weiterentwickelt werden?
R = Relevanz   Wie bedeutsam ist diese Ressource für die Therapie und den Alltag?

Erstellt in Anlehnung an das „Ressourcenformblatt" nach Schiepek und Matschi, 2013

8 Diagnostik

b. Symbolarbeit „Meine Ressourcen"

Die Ressourcen-Fragestellung kann auch wie folgt über KBT-Symbole erarbeitet werden.

Darstellung eines Körperbildes

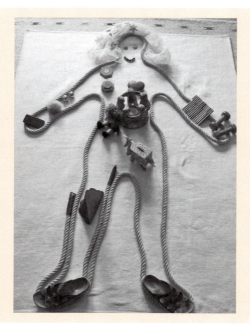

Darstellung eines Körperbildes, gelegt um eine 35-jährige Frau, die für sich Ressourcen und Fähigkeiten, wie z. B. das Laufen in der Natur, Freunde, Sparsamkeit, Warmherzigkeit und Offenheit für andere, sich einen guten Wohnraum gestalten, kreativ und sportlich sein können, durch Symbole benannte. Mit dem persönlichen Seil als Grenze um den eigenen Körper wird die Empfindung – „das sind meine Ressourcen" – noch einmal unterstrichen.

8.1.3 Beispiele für KBT-Angebote in der Eingangsdiagnostik

a. Freudenbiografie

Mit der Freudenbiografie wird versucht, an frühe gute Erfahrungen oder Erinnerungen, etwas selbstwirksam geschafft zu haben, anzuknüpfen. Das reflexive Suchen wird gelenkt durch drei Grundfragestellungen zu positiv besetzten Erinnerungen oder Introjekten, die als Kraftquellen verstanden und gedeutet werden können:

- Was erinnern Sie im Sinne von „Ich kann selbst" aus der Kindheit und hat Ihnen als Kind richtig Spaß bereitet? (Selbstwirksamkeit)
- Durch welche Personen fühlten Sie sich gut und herzlich wahrgenommen, gestützt, gefördert oder geschützt? (Positive soziale Introjekte)
- An welche lustvollen Sinneserfahrungen erinnern Sie sich gerne (Balancieren, rasante Schlittenfahrt, Lieblingspudding, Lauschen von Erzählungen …)?

Diagnostik **8**

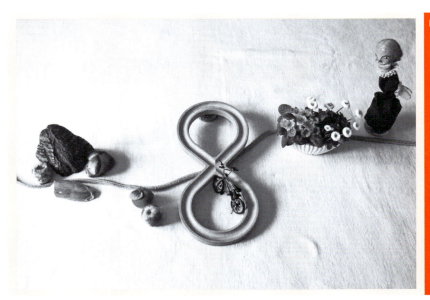

Freudenbiografie

Hier beschreiben die Symbole einer 40-jährigen Frau die Anteile einiger ihrer inneren stärkenden Erinnerungen: z. B. die Oma im Hintergrund als elementare Stütze während der Kindheit, die Familienausflüge in die Natur (Holz-Steine-Blumen-Äpfel) als das einzig Harmonische in der Familie sowie die Lust am Radeln „rauf und runter". Diese Introjekte vermögen neu aufgewertet auch in der Gegenwart versöhnliche Gefühle zu inneren stabilen Anteilen wiederherzustellen.

b. Körperbildskulpturtest

Die Analytiker Peter Joraschky und Angela von Arnim (in Joraschky, Loew & Röhricht, 2009, S. 183–191) entwickelten an der Universität Erlangen den Körperbildskulpturtest und validierten ihn zunächst für Magersüchtige, später für Fibromyalgie-Patienten.

Im Körperbildskulpturtest modelliert die Probandin mit geschlossenen Augen eine menschliche Figur (bei Frauen eine Frau) aus Ton oder Knete. Sie kann ohne Zeitdruck so lange formen, bis sie subjektiv zu einem für sie optimalen Ergebnis gekommen ist. So fließen in das freie, spontan geschaffene Werk Empfindungen und Konflikte unterschiedlicher Art wortlos ein. Das Schließen der Augen eröffnet einen projektiven Raum, durch den unbewusste Anteile des Körpererlebens zum Ausdruck gebracht werden (Joraschky et al., 2009, S. 185).

Die Auswertung erfolgt zunächst quantitativ durch die Erfassung und Auflistung der einzelnen Körperteile sowie der drei Dimensionen Proportionalität, Verbundenheit und Vollständigkeit.

Die qualitative Analyse der Körperbildskulptur wird in einem halbstrukturierten Gespräch erarbeitet und ist der Kern der therapeutischen Arbeit mit der Gestaltung der Patienten. Beim ersten Anblick werden dabei meist Körperfantasien assoziiert,

Ängste, Erinnerungen und Vergleiche mit der eigenen Körperlichkeit mobilisiert, die dann über die Besprechung einer Symbolisierung zugänglich werden. Das verdrängte Thema wird bei der Gestaltung oft auch weggelassen.

Die Therapeutin kann in diesem gestalteten Körperbild Aspekte der Bewegtheit, der Verbundenheit, Unterschiede in Vorder- und Rückseite, Körperhaltungen und Auffälligkeiten erkennen.

Körperbildskulpturtest

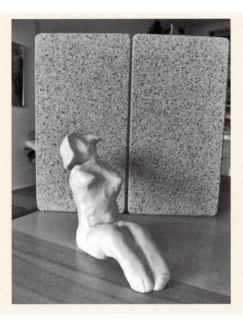

Körperbildskulpturtest mit einer 45-jährigen Schmerzpatientin, die einerseits erhebliche Probleme in der Tagesstrukturierung, Handlungsorientierung, Zielfindung hatte, andererseits sich auch hinsichtlich ihrer Sexualität sehr verschlossen fühlte.

Die neueren psychotherapeutischen Forschungen in der operationalisierten psychodynamischen Diagnostik (OPD) gehen von einem reifen, mittleren oder niedrigen Strukturniveau aus. Vergleichsforschungen mit dem Körperbildskulpturtest haben ergeben, dass man mit der jeweiligen Körperskulptur Hinweise auf das psychodynamische Strukturniveau erhalten kann (Joraschky et al., 2009, S. 187). Es ergeben sich u. U. prognostische Hinweise zum Schweregrad der Störung, sodass bei einem niedrigen Strukturniveau eine längerfristige Therapie notwendig werden könnte. Die Erfahrung ist auch, dass Patienten mit einem reifen Strukturniveau differenzierte, in der Regel ausgewogene Körperbilder erstellen, bei denen dennoch signifikante Merkmale auf das konfliktbesetzte Kernthema in der Therapie erkennbar werden.

In der Studie wird dennoch nicht darüber diskutiert, ob alle Patienten ausreichend sensomotorische Geschicklichkeit besitzen, um dem Ausdruck zu verleihen, was als inneres Körperbild vermutet und hypothetisch interpretiert wird.

Häufig fallen Patienten eher Unstimmigkeiten in den Proportionen oder besondere Auffälligkeiten auf. Oft betonen sie auch, dass ihnen z. B. die Ausprägung der Geschlechtsmerkmale, der Symmetrie, der Haare für den Kopf wichtig waren und anderes vernachlässigt wurde. Bedeutungsvolle Körperzonen rücken in den Mittelpunkt der Aufmerksamkeit; z. B. der zurückgenommene Unterbauch als Ort der verdrängten Sexualität oder die fehlenden Arme (Foto), was auf die aktuell mangelnde Handlungskompetenz oder -option hinweisen kann.

Wichtig und sinnvoll ist es, herauszufiltern, ob
- die Patientin eine erhöhte Aufmerksamkeit auf den eigenen Körper richtet,
- der eigene Körper nur in seinen kranken Anteilen oder auch mit den gesunden Anteilen erlebt werden kann,
- die Patientin Metaphern und Bilder zu ihrer Skulptur und ihrer eigenen aktuellen oder früheren Biografie zuordnen kann,
- das eigene Körperbild Hinweise vermittelt, den anstehenden Aufgaben des Alltags gewachsen zu sein.

Die therapeutische Bedeutung liegt also nicht nur in der Diagnostik, sondern auch in der Chance, den Dialog mit der Patientin gezielter zu führen, um die Erfahrungen aus dem Körperbildskulpturtest in die gesamte Therapieplanung einzubinden.

c. Weitere Angebote der Eingangsdiagnostik
Weitere erste praktische Angebote in der Eingangsdiagnostik wie
- die Suche nach einem Symbolobjekt für etwas Positives zum eigenen Selbstbild und einem Symbolobjekt für das Problem, welches die Patientin mitbringt, (Selbstobjekte)
- die Wahl und Suche nach einem Platz im Raum, der eingerichtet und wenn nötig mit Grenzen versehen wird, (Selbstverständnis zum eigenen Platz in der Welt)
- das Erspüren des eigenen Gehens, des eigenen Standes, der eigenen Lage

vermitteln ein erstes Bild vom Selbstbild, Bewegungs- und Körperkonzept des Menschen sowie von seiner Fähigkeit zu symbolisieren. Darüber hinaus ist das Beziehungs- und Übertragungsgeschehen während der Therapie mit geteilter Aufmerksamkeit zu erfassen.

d. Das diagnostische Angebot „Chaos und Struktur"
Sowohl bei „klassischen" ergotherapeutischen Aufträgen wie auch in der KBT kann das Angebot „Chaos – Struktur" eingesetzt werden zur Abklärung von:
- Handlungs- und Verhaltensmustern,
- Körperphänomenen beim Gestaltungsprozess,
- affektiven Anzeichen,
- Symbolisierungs- und Gestaltungsfähigkeiten,
- Strukturniveau.

Dieses Angebot stellt damit eine diagnostische „Schnittmenge" zwischen ET und KBT dar.

Die verbale Vorgabe lautet: „Stellen Sie sich vor, dass diese Bausteine und Elemente Möglichkeiten darstellen, etwas Neues in Ihrem Leben zu gestalten. Gestalten Sie mit diesen Teilen etwas, was Ihnen gefällt. Dabei müssen nicht alle Teile verbraucht werden und die Zeit können Sie sich nach Bedarf einteilen."

Diagnostische Symbolarabeit „Chaos und Struktur" – 1

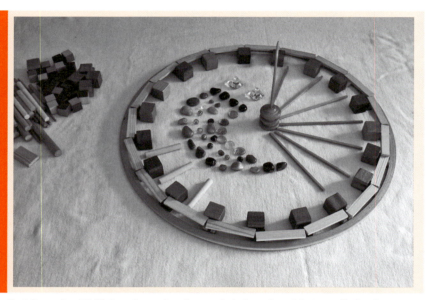

Gestaltung einer 35-jährigen depressiven Frau, emigriert aus dem südosteuropäischen Raum. Nach kurzem Zögern verfestigte sie sehr motiviert und gezielt zunächst den Rahmen. Dies schien ihr wichtig für das eigene Leben, das zurzeit wenig Struktur und Halt bot. Danach nutzte sie alle bunten Steine in der Mitte, um dem aktuell trostlosen Dasein etwas lebendigen Schwung zu geben, wie sie es anschließend selbst definierte. Diese Arbeit konnte prognostisch gut genutzt werden im Rahmen der beruflichen Neuorientierung, die mit der Wahl einer pädagogischen Weiterbildung fortgesetzt wurde.

Die beiden dargestellten Beispiele zeigen, dass immer mit dem gleichen Material auf dem Boden gearbeitet wird. Im Ergebnis spiegeln sich immer Grundtendenzen für die Frage nach dem weiteren Weg, welcher „schützende" Rahmen notwendig ist oder welche Freiheit gesucht wird, um alte Grenzen zu überwinden. Diese Ergebnisse sind aufschlussreich für die Zielvereinbarung.

Der erste Beobachtungsbereich zielt auf spontane Verhaltensreaktionen und Handlungsmuster. Zum Beispiel:

- Wie geht die Patientin an die Aufgabe heran, z. B. spontan, nachdenklich, distanziert, experimentell, sortierend, sich einen Überblick verschaffend etc.?
- Werden Gestaltungen wieder revidiert, verändert, werden viele Bauelemente genutzt oder bleiben viel übrig? (Entscheidungsfähigkeiten)
- Wie komplex, kompliziert oder vielschichtig wird gearbeitet, soll das Unmögliche beim Bauen gelingen?

Zu Beobachtungen auf der Körperebene sind folgende Fragestellungen richtungsweisend möglich:
- Welche Haltung nimmt die Patientin bei der Gestaltung ein?
- Welches Bewegungsverhalten (ruhig, gelassen, hektisch …)?
- Wie packt/fasst sie die Steine an, werden diese gezielt gesetzt?
- Sind Vitalitätsanzeichen wie Anspannung, Stress, aber spielerischer Genuss sichtbar?
- Ist eine intrinsische Motivation, eine Vertiefung während des Geschehens spürbar?
- Wie ist ihre Körperhaltung zur Therapeutin?

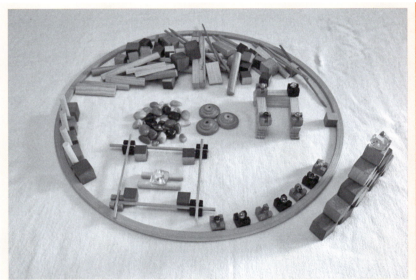

Diagnostische Symbolarabeit „Chaos und Struktur" – 2

Frau N., 55 Jahre, in pädagogischer Leitung, hatte Mühe mit dem „Neuen" im Leben, sie gestaltete die Hälfte des Kreises mit vielen kleinen, strukturierten Anteilen, die sie mit dem aktuellen beruflichen Leben in ihrer Einrichtung verbinden konnte. Sie war sich dessen bewusst, was sie alles bewirkt hatte, und war stolz auf ihre Lebensleistung. Das ungebrauchte Material innerhalb des Kreises entsprach ihrer Sorge um die Zukunft. Sie hatte keine Vorstellung zum Leben nach der Arbeit. Außerhalb des Kreises entstand ein Gebäude, was sie mit ihrer Familie verband. Die Gesamtgestaltung zeigte ihr die herausragende Bedeutung ihres Berufes gegenüber dem familiären Leben.

Zu Beobachtungen auf der emotionalen Ebene:
Patienten mit frühen Störungen zeigen oft mimisch und verbal affektive Zeichen der Abwehr (Bausteine erinnern an die Kinderzeit), Vermeidungswünsche (Können wir nicht was anderes machen?) oder Angst zu versagen. Hier müssen gemeinsame „Zwischenlösungen" gefunden werden.

Weitere mögliche Beobachtungen:
- Wird die anfängliche Befangenheit konstruktiv überwunden?
- Besteht Gestaltungslust, Stolz auf das eigene Konstrukt?
- Zeigen sich Irritationen, nach der ersten Idee oder dem Sortieren nicht weiterwissen?
- Wird die Beobachtung abgelehnt?
- Hat die Patientin Angst oder Furcht vor einer Bewertung?

Beobachtungen zur Symbol- und Gestaltungsebene:
- Kann die Patientin einen Bezug zur eignen aktuellen Situation bzw. Biografie herstellen?
- Kann sie ihre aktuellen Wünsche und Bedürfnisse symbolisieren?
- Welche Zusammenhänge zu Zielvorstellungen können erstellt werden?
- Was fällt als Erstes in den Blick–/Mittelpunkt?
- Wirkt die Gestaltung in sich geschlossen/offen? Wie ist der Gesamteindruck?
- Wie ist das Verhältnis der genutzten Steine (Möglichkeiten) zu den übrigen u. a.?

Am Ende folgt ein halbstrukturiertes Abschlussgespräch, in dem Patientin und Therapeutin aus ihrer jeweiligen Sicht den Verlauf der Gestaltung reflektieren. Wenn sich ein reales Thema niederschlägt, besteht auch die Möglichkeit, den eigenen Standort in der Gestaltung, Veränderungswünsche für die Zukunft praktisch umzusetzen. Dabei wird auf der Sprach- und Kommunikationsebene deutlich, wie gut sich die Reflexionsfähigkeit, die Vorstellung für Bedürfnisse, neue Ziele und die Symbolisierungsfähigkeit hier widerspiegeln.

Menschen mit geringem Strukturniveau können diese diagnostische Aufgabe kaum erfüllen. Sie kommen über das Sortieren der Bauelemente nicht hinaus und gehen dann in die Abwehr, um sich dem Unvermögen nicht stellen zu müssen. Hilfreich ist dann, etwas gemeinsam zu erstellen und zu mentalisieren, welche Elemente symbolisch notwendig sind, um konkrete Bedingungen für das Lebensumfeld aufzubauen.

8.1.4 Leitfaden zur Eingangsdiagnostik in der KBT

Die Auseinandersetzung mit der strukturbezogenen Psychotherapie nach Rudolf (2006) – und in der Folge mit der operationalisierten psychodynamischen Diagnostik – wurde für die Autorin zum Schlüsselerlebnis, die Beobachtungen über die Patienten und die Erfahrungen mit ihnen neu zu strukturieren. Im Grunde extrahiert eine Diagnostik sich aus den theoretischen Kernthesen. Die nachfolgend dargestellte KBT-Diagnostik vereinfacht und reduziert Elemente der OPD. Insbesondere die Achse 5 ist lediglich bei der Heilmittelverordnung relevant (siehe auch Kap. 8). In dieses Formular fließen alle Beobachtungen und Wahrnehmungen aus den ersten Diagnostik- und Behandlungsstunden ein. Eine Sozial- und Entwicklungsanamnese erfolgt meist in der ersten Stunde oder gesondert mit einem Fragebogen an die Patienten.

Der nachfolgende Leitfaden wurde in der Urfassung von der Autorin erstellt und durch die Arbeitsgruppe Diagnostik im Deutschen sowie Österreichischen Arbeitskreis für Konzentrative Bewegungstherapie e. V. 2015 überarbeitet.

Diagnostik **8**

Leitfaden aus dem Projekt „Eingangsdiagnostik in der KBT; © Scheepers-Assmus, Kintrup, Eulenpesch, Kühnle, Freudenberg und Stippler-Korp, 2015:

Leitfaden zur Eingangsdiagnostik in der KBT   Datum:

I. ERSTKONTAKT:

Name, Vorname:	Geburtsdatum:
Anschrift:	Telefon: E-Mail:
Weitere Ärzte/Psychologen/Therapeuten:	
Klinikaufenthalte, Berichte:	
Vor- und Zusatzbehandlungen, Medikamente:	
Diagnosen:	
Familiäre Situation:	
Berufliche Situation/Tätigkeit:	
Krisenintervention:	
Besondere Vermerke:	
Biografische Anamnese, siehe Anlage	

- Wie lang bestehen Beschwerden, was ist der Entschluss jetzt in die Therapie zu kommen?
- Krankheitserleben des Patienten, Ideen zum eigenen Krankheitskonzept:
- Ersteindruck: äußeres Erscheinungsbild, wie verläuft der Erstkontakt, körperliche Besonderheit, Auffälligkeiten in Atem, Haltung, Blick, Mimik, Sitzposition, Spannungszustand
- Erste Informationen zu Zielen und Wünschen an die Therapie:
- Wer/was könnte im Therapieprozess helfen – Ressourcen – wer/was kann trösten, unterstützen?
- Wer/was könnte notwendige Veränderungen hemmen?
- Ersteindruck zu Reaktionen bei einfachem KBT-Angebot; Körperwahrnehmung, Raumwahrnehmung, Selbstobjekt, Gehen im Raum, Symbolisierungsfähigkeit:

Vereinbarungen: Anzahl probatorischer Sitzungen, Therapiebeginn und Setting	

II. ÜBERPRÜFUNG DES KÖRPERSELBST / FOKUS KÖRPERPHÄNOMENE

Alternativ bzw. ergänzend kann die Leibdiagnostik (E. Schmidt), die Körperbildliste (Küchenhoff/Agarwalla), der Körperbildskulpturtest (nach Joraschky, v. Arnim) genutzt werden.

a. Besonderheiten aus der körperbezogenen Biografie:
b. Besonderheiten aus der Krankheitsgeschichte:
c. Auffälligkeiten in der Haltung, Mimik, Gestik, Atmung und andere vitale Anzeichen
d. Auffällige belebte und unbelebte Körperteile/Seiten des Patienten/der Patientin;
e. Beobachtungen zu Rhythmus, Kraft, Koordination und Tempo von Bewegungsabläufen
f. Gibt es Seitendifferenzen?
g. Kann sich der Patient/die Patientin im Raum ausdehnen, Raum nehmen? Zeigen sich zurückhaltende, vermeidende oder anspannende Bewegungen in der Haltung, im Gehen, Stehen, Sitzen, Liegen?
h. Ist die Wahrnehmung mehr nach innen oder nach außen gerichtet?
i. Wie erlebt der Patient/die Patientin die Beziehung zum Boden, zur Wand und zu Gegenständen?
j. Zeigen sich unterschiedliche Stimmungen, Affekte auf der Körperebene?
k. Auffälligkeiten im Körperkontakt; wird der Kontakt gesucht oder eher gemieden? Nähe-Distanz-Verhalten?
l. Andere körperliche Auffälligkeiten und Phänomene?

Zusammenfassend: Wie erlebe ich den Patienten/die Patientin in seiner/ihrer Körperlichkeit? Wie erleben diese sich in seiner/ihrer Körperlichkeit?

III. ÜBERPRÜFUNG DER SYMBOLISIERUNGSFÄHIGKEIT

Körperbezogene Dimensionen der Symbolisierung
- Kann ein Körperbild mit KBT-Materialien oder Knetmaterial gestaltet werden?
- Versteht der Patient/die Patientin den symbolhaften Ausdruck seiner/ihrer Gestaltung?
- Können eigene Körpersymptome symbolisch verstanden werden?

Affektbezogene Symbolisierung
- Können eigene Gefühle, Affekte, Stimmungen, Bedürfnisse durch Materialien und Gegenstände symbolisiert werden?
- Können eigene Affekte durch symbolhaftes Handeln, z. B. Perspektivwechsel/Handeln auf Probe beeinflusst oder verändert werden?
- Kann der Patient/die Patientin im Kontakt mit Materialien innere Erfahrungen lebendig werden lassen?

Objektbezogene Symbolisierung
- Kann der Patient/die Patientin eigene innere Anteile symbolisch darstellen?
- Kann er/sie Symbole zu den für ihn/sie bedeutsamen Menschen finden?
- Kann er/sie Anteile dieses Menschen aufgliedern, symbolisieren und besetzen?

Zusammenfassende Beschreibung der Symbolisierungsfähigkeit:

IV. ÜBERPRÜFUNG DES THERAPEUTISCHEN BEZIEHUNGSGESCHEHENS

(Ergänzend kann hier das Blatt von U. Schmitz „Anhaltspunkte zur gefühlshaften und körperlichen Reaktion auf Patientin oder Patient" genutzt werden)

- Welche Beziehungsangebote macht der Patient/die Patientin?
- Wie erlebt der Patient/die Patientin andere Personen im Kontakt? Wie reagiert er/sie darauf?
- Welche Gefühle und ggf. spontanen Affekte werden von dem Patienten/der Patientin ausgedrückt und was lösen sie in mir aus?
- Welche Beziehungsdynamik entwickelt sich?
- Was sehe, höre, fühle ich – wie ist die eigene Körperresonanz?

Zusammenfassende Beschreibung der Beziehungsdynamik:

V. ÜBERPRÜFUNG DER STRUKTURELLEN FÄHIGKEITEN (nach OPD-2)

1a. Selbstwahrnehmung (kognitive Ebene)
- Fähigkeit zur Selbstwahrnehmung und Selbstbeschreibung
- Fähigkeit, eigene Gefühle differenziert wahrzunehmen und zu beschreiben
- „Bandbreite" an Affekten
- Konstanz und Kohärenz des Selbstbilds, der körperlichen Identität, Rolle Mann/Frau

☐ Integriert ☐ Mäßig integriert ☐ Gering integriert ☐ Desintegriert

1b. Objektwahrnehmung
- Eigene Gedanken, Bedürfnisse, Impulse von denen anderer unterscheiden können, Unterscheidung zwischen Ich und Nicht-Ich
- Realitätsgerechte, ganzheitliche Wahrnehmung anderer Personen mit unterschiedlichen Interessen, Bedürfnissen, Eigenschaften, eigener Geschichte
- Realitäts- und situationsangemessene Einschätzung der Interessen, Bedürfnisse und Grenzen anderer

☐ Integriert ☐ Mäßig integriert ☐ Gering integriert ☐ Desintegriert

2a. Selbststeuerung/Selbstregulierung (Regulationsebene)
- Sich von Impulsen distanzieren, diese steuern und integrieren
- Sich selbstverantwortlich als Urheber des eigenen Handelns erleben können
- Steuerung eigener Affekte, sozialverträgliche Regulierung von Affekten
- Umgang mit Kränkung, sich distanzieren können und Selbstwert regulieren können

☐ Integriert ☐ Mäßig integriert ☐ Gering integriert ☐ Desintegriert

2b. Regulierung der Beziehungen
- Beziehungen vor eigenen störenden Impulsen schützen
- Eigene Interessen in Beziehungen aufrechterhalten
- Respekt und Achtung der Interessen anderer
- Die Reaktion anderer einfühlend vorausahnen können und zur Handlungssteuerung nutzen

☐ Integriert ☐ Mäßig integriert ☐ Gering integriert ☐ Desintegriert

3a. Emotionale Kommunikation nach innen (emotionale Ebene)
- Fähigkeit, Affekte in sich entstehen zu lassen und zu erleben, auszudrücken
- Fantasien entwickeln zu eigenen emotionalen Zuständen und der eigenen Leiblichkeit
- Über Fantasien zu kreativen Lösungen und zu kommunikativen Handlungsentwürfen kommen
- Die eigene Körperwahrnehmung bzw. das Körperselbst emotional beleben, den eigenen Körper realitätsgerecht wahrnehmen

| ☐ Integriert | ☐ Mäßig integriert | ☐ Gering integriert | ☐ Desintegriert |

3b. Emotionale Kommunikation mit anderen
- Fähigkeit zur emotionalen Kontaktaufnahme zu anderen, Wir-Gefühl
- Fähigkeit, ein breites Spektrum an Emotionen im Kontakt auszudrücken
- Wahrnehmung der körperlichen Signale anderer, Fähigkeit zur Empathie

| ☐ Integriert | ☐ Mäßig integriert | ☐ Gering integriert | ☐ Desintegriert |

4a. Bindung an innere Objekte (Bindungsebene)
- Vorhandensein von positiven Selbst- und Objektrepräsentanzen
- Positive Introjekte nutzen: für sich sorgen, sich beruhigen, trösten, helfen, schützen, für sich eintreten
- Variable und trianguläre Bindungen, unterschiedliche innere Objektqualitäten in Bezug zu den verschiedenen Beziehungen

| ☐ Integriert | ☐ Mäßig integriert | ☐ Gering integriert | ☐ Desintegriert |

4b. Bindung an äußere Objekte
- Sich emotional an andere binden können (Empfinden von Dankbarkeit, Fürsorge, Schuld), Beziehungen pflegen und aufrechterhalten
- Fähigkeit, Hilfe anzunehmen; wohlwollende Unterstützung, Versorgung, Sorge, Anleitung, Entschuldigung von anderen annehmen können
- Sich aus Bindungen lösen und Abschied nehmen können

| ☐ Integriert | ☐ Mäßig integriert | ☐ Gering integriert | ☐ Desintegriert |

Diagnostik **8**

VI. GRUNDKONFLIKTE UND IHRE MUSTER (nach OPD-2, 2007, S. 448–457)

Welche dysfunktionalen Konflikte werden in der therapeutischen Beziehung und Arbeit deutlich?

- **Repetitiv dysfunktionale Konflikte:**
  - ▶ Individuation versus Abhängigkeit
  - ▶ Unterwerfung versus Kontrolle
  - ▶ Versorgung versus Autarkie
  - ▶ Selbstwertkonflikt
  - ▶ Schuldkonflikt
  - ▶ Ödipaler Konflikt
  - ▶ Identitätskonflikt

- **Aktualkonflikt:**

- **Konfliktschemata und Konfliktverarbeitung:**

VII. ZUSAMMENFASSENDE ARBEITSHYPOTHESE ZUR KRANKHEIT UND PROBLEMENTWICKLUNG, ZUM KONFLIKT UND ZUR BEZIEHUNGSTHEMATIK

- Hypothese zur Entwicklungsgeschichte der Störung:

- Was sind entwicklungsbedingte Defizite und Ressourcen?

- Welche therapeutische Grundhaltung ist notwendig (insbesondere bei strukturellen Störungen)?

- Welche Ziele hat der Patient/die Patientin; expliziter Fokus?

- Welche Ziele habe ich als Therapeut/Therapeutin; impliziter Fokus?

- Arbeitsdiagnose

Dieser Leitfaden wird vielen OPD-Kriterien gerecht, aber er spricht auch mit der Überprüfung des Körperselbst und der Symbolisierungsfähigkeiten die besonderen Merkmale der KBT an. Die Nutzung dieses Instrumentes erleichtert es, einen Überblick zum Prozess und Hintergrund der Patientin zu gewinnen und hilft in der Folge einen Behandlungsfokus zu setzen. Wesentlich ist die Frage, ob die strukturellen Persönlichkeitsmerkmale und Fähigkeiten ausreichend ausgebildet sind und/oder ob über die Körperebene im Handeln und Erleben die problematischen Ich-Funktionen erweitert oder gefördert werden können. Nach Rudolf (2006) geht es weniger darum, „WAS" gestört ist, sondern „WIE" die Patienten mit sich selbst und anderen umgehen. Nach seinen Aussagen verlieren Patienten mit strukturellen Störungen z. B. unter Belastung in spezifischer Weise ihre Selbstwirksamkeit und Selbstregulierung. Daher kann auch in der KBT die diagnostische Erfassung von strukturellen Fähigkeiten und Grenzen nur eingebettet werden in einen stabilen, wohlwollenden und unterstützenden „therapeutischen Raum".

Die Zielsetzung strukturbezogener Psychotherapie heißt deshalb nach Rudolf (2006, S. 117):

Kurzfristig: die Patientin in der Bewältigung aktueller unerträglicher Befindlichkeiten unterstützen

Mittelfristig: unzureichend verfügbare strukturelle Funktionen vorübergehend als Hilfs-Ich anbieten

Langfristig: unzureichend verfügbare Strukturen entwickeln, erproben und einüben, aber auch Bewältigungsmöglichkeiten erarbeiten für unveränderbare Einschränkungen

In der Umsetzung ist das erste Ziel, die vorhandenen Ressourcen zu stärken, um die Patienten z. B. in ihrer eigenen Selbstwertschätzung oder der Akzeptanz von äußeren Hilfen zu unterstützen.

Ist die Patientin strukturell in der Lage, sich ihren grundlegenden krankmachenden Faktoren zu stellen, erfolgt eine psychodynamische Behandlungsplanung z. B. mit folgenden Foki:
- Erkennen der dysfunktionalen Beziehungsmuster auf der Basis früherer, vorwiegend unbewusster Beziehungserfahrungen
- Klärende Einordnung der Konfliktinhalte und Konfliktdynamik in ein von der Betroffenen verstehbares Krankheitsmodell
- Wahrnehmung der mit den Konflikten und Beziehungsmustern einhergehenden Affekte
- Überlegungen, welche korrigierenden Erfahrungen notwendig sind, um den individuellen Alltagsanforderungen gerecht werden zu können
- Bewältigung der Krankheitserfahrungen und ihrer Folgen

(Boesmann & Remmer, 2010)

8.2 Diagnostik in der ET

Ausgehend von der ergotherapeutischen Grundphilosophie richtet sich der diagnostische Fokus stärker auf die Analyse von handlungsbezogenen Stärken und Einschränkungen bzw. Problemen.

Für Ergotherapeuten bietet die internationale Klassifikation der Funktionsfähigkeit, Behinderung und Gesundheit (Fischer, 2015) eine gute Möglichkeit, ihre diagnostische Suche einzuordnen. Das biopsychosoziale Modell der ICF verdeutlicht die Wechselwirkungen der Gesundheitsprobleme, wie z. B. der Depressionen, auf den Ebenen der Ressourcen und Barrieren.

a. **Die Körperstrukturen und Körperfunktionen**
Ressource: z. B. freundliche Kooperation, offen für neue Lebenskonzepte
Probleme: eingeschränkter Antrieb, keine Kraft, Konzentrationsstörungen

b. **Aktivitäten**
Ressource: verschiedene Hobbys, Wunsch nach besserer Selbstversorgung
Probleme: kann zurzeit den eigenen Haushalt nicht mehr bewältigen, Rückzug

c. **Partizipation/Rolle**
Ressource: Unterstützung aus der Familie, Chormitglied
Probleme: zurzeit keine Entscheidungsfähigkeit, um ihre Rollen wahrzunehmen, persönliche Beziehungen können nicht aufrechterhalten werden

Bei genauer Betrachtung der Einzelschicksale wird deutlich, dass verschiedene Umweltfaktoren dazu führen können, dass manche Ressourcen auch zu Barrieren werden. Wenn z. B. in einer Familie die depressive Mutter aller Aufgaben enthoben wird, um sie zu entlasten, kann dies den weiteren Rückzug verstärken. Auch personenbezogene Faktoren wie frühere Traumatisierungen können durch Krisen neu auftauchen und das Alltagsleben erschweren. Ergotherapeuten informieren sich über fördernde und hemmende Kontextfaktoren, die auf die o. g. drei Bereiche Einfluss nehmen können. Dazu gehören auch Grundkenntnisse der Erkrankung, um realistische Veränderungsmöglichkeiten auszuloten (Walkenhorst & Ott, 2010, S. 53).

In einem Erstinterview werden alle persönlichen Hintergründe sowie die ergotherapeutischen Möglichkeiten erörtert.

8 Diagnostik

8.2.1 Ergotherapeutisches Erstinterview

Im Wesentlichen richtet sich der diagnostische Fokus auf die Funktionalität und Produktivität der Klientin. Der nachfolgende Fragenkatalog fasst viele der ergotherapeutischen Grundannahmen mit dem Schwerpunkt der Produktivität des Menschen zusammen. Die Fragestellungen lassen erkennen, dass viele systemtheoretische Frageformen die Klientin dazu führen, ihre Situation aus verschiedenen Blickwickeln zu betrachten und eigene Ressourcen zu mobilisieren.
(Kurzversion in Anlehnung an den Interviewleitfaden aus Fallbuch Ergotherapie in der Psychiatrie, Walkenhorst & Ott, 2010)

Name und biografische Daten

1. Wie gestalten Sie zurzeit Ihren Lebensunterhalt? (Gehalt, Rente, ALG 1 u. a.)

2. Welchen Schulabschluss haben Sie gemacht?
   – Relevante Angaben zum Schulbesuch (positive wie schwierige Erfahrungen)
   – Gründe für einen Schulabbruch

3. Haben Sie eine Ausbildung, ein Studium absolviert?
   – Welche Abschlüsse
   – Probleme, die zu Abbrüchen führten
   – Positive und schwierige Erfahrungen während der Ausbildung/des Studiums

4. Stimmt Ihre Berufsausbildung mit den beruflichen Interessen überein?
   – Können Sie sich vorstellen, in ein anderes Berufsfeld zu wechseln? (Hoffnungen, Befürchtungen)

5. Für Personen ohne Berufsausbildung: Berufliche Interessen/Wunschberuf?
   – Welche Informationen dazu gibt es?

6. Besteht zurzeit ein Arbeitsverhältnis?
   – Fakten sowie gute und schwierige Erfahrungen darin

7. Wie sah die bisherige Erwerbskarriere aus? (Chronologie aufsteigend)

8. Haben Sie Wehrdienst oder ein freiwilliges Jahr geleistet?

9. Haben Sie schon einmal ein Ehrenamt ausgeübt?

10. Welche Hobbys oder Interessen haben Sie?

11. Was waren bisher die größten Hemmnisse, Ihr Leben so zu organisieren, dass Sie zufrieden sind?

12. In welchen Bereichen Ihres Lebens sind Ihnen bisher Dinge gut gelungen, in welchem Bereich gibt es noch Schwierigkeiten?

13. Wer in Ihrem Umfeld ist zurzeit für Sie ein großes Vorbild? Was schätzen Sie an ihm?

14. Welche beruflichen Tätigkeiten üben Ihre Eltern, Geschwister und Partner aus?

15. Wie stehen Ihre engen Bezugspersonen zum Thema Arbeit?

16. Wegen welcher Erkrankung sind Sie zurzeit hier in Behandlung?

17. Was denken Sie, welche Einschränkungen sich für Sie aus Ihrer Erkrankung ergeben?

18. Wer aus Ihrem Umfeld könnte Sie bei Ihrer beruflichen Zukunft unterstützen? (Wie könnte diese Person helfen?)

19. Wie können wir Sie hier im Rahmen der ergotherapeutischen Abteilung unterstützen?

20. Wenn Sie für Ihre jetzige berufliche Perspektive eine Schulnote vergeben könnten, welche wäre es?

21. Und zum Schluss: Nehmen wir einmal an, es wäre ein Wunder geschehen und Ihre Probleme wären verschwunden, wie könnte Ihr beruflicher Weg aussehen?

22. Sonstige Hinweise und Erläuterungen der Klientin.

8.2.2 Diagnostikmanuale der ET

Viele Assessments zur ergotherapeutischen Befunderhebung knüpfen an die verschiedenen Modelle an. Zu den gängigsten zählen die nachfolgend aufgeführten Assessments COPM und MOHOST.

a. COPM (Canadian Occupational Performance Measure)

Sehr häufig wird für die Problemdefinition in der Ergotherapie das Messinstrument COPM (Canadian Occupational Performance Measure) eingesetzt (Law et al., 2015).

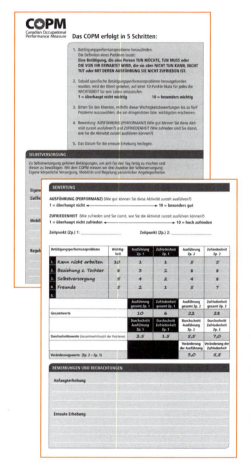

Es werden dabei keine Krankheitssymptome, sondern Einschränkungen oder Ziele in der Durchführung von Aktivitäten in alltäglichen Bereichen erfragt. Die Klientin berichtet anhand eines halbstrukturierten Interviews über ihren Alltag in den drei Bereichen Selbstversorgung, Produktivität und Freizeit. Sie notiert selbst all die Tätigkeiten, die Probleme bereiten, mit eigenen Worten und stuft die Wichtigkeit der genannten Probleme auf einer Skala von 1 bis 10 ein. Der zweite Schritt ist die persönliche Bewertung und die Zufriedenheit in der Durchführung/Performanz der genannten Tätigkeiten. Diese subjektive Bewertung der Klientin wird als gültig und bindend für Therapeutin und Klientin in der Zielplanung angesehen und dient gleichermaßen am Ende als Messlatte für die Zufriedenheit aus Sicht der Klientin, sobald die Intervention beendet ist (Hagedorn, 2000, S. 117).

Der Problemdefinition folgt die ergotherapeutische Befunderhebung von Detailinformationen zu den vorgefundenen Fähigkeiten und Fertigkeiten der Körperfunktion und Strukturebene. Daraus resultieren Therapieangebote, die zum Beispiel aus der Top-down-Perspektive für die Partizipation eine Betätigung mit dem Ziel einer neuen Freizeitbeschäftigung auswählen und trainieren. Die zweite Möglichkeit besteht in der Bottom-up-Perspektive. Dort werden zunächst auf der Körperstrukturebene Fähigkeiten verbessert, die mit einem bestimmten Fernziel erst später verbunden werden. In beiden Fällen bilden Betätigungsorientierung und Perspektivbildung hinsichtlich einer verbesserten Rollenidentität einen Antriebsmotor, der sinnbildend unterschiedliche motorische, sensorische und soziale Fähigkeiten ausdifferenziert. Am Ende wird gemessen, ob die Intervention erstens das gewünschte Betätigungsziel objektivierbar erreicht hat, zweitens sich Zufriedenheit einstellt, drittens Klienten nun in der Lage sind, eigenständig mit verbesserten Fähigkeiten und Informationen ihre Entwicklung voranzutreiben.

b. MOHOST (Model of Human Occupation Screening Tool)

Basierend auf dem MOHO (Model of Human Occupation) berücksichtigt das Instrument MOHOST (Parkinson, Forsyth & Kielhofner, 2005) eindeutig stärker
- die Muster von Gedanken und Gefühlen zu sich als handelndem Menschen,
- die Art und Weise, wie Betätigungen gewählt werden,
- das Selbstbild der eigenen Effektivität und Grenzen,
- die eigenen Werte und Interessen.

Beim Tool MOHOST realisieren die Klienten mittels Bewertungsziffern die eigenen Stärken und Grenzen und lernen sie positiv zu besetzen. Auch werden tendenzielle Über- und Unterschätzungen bis hin zu unrealistischer Selbsteinschätzung gemessen.

So entsteht ein komplexes Bild der Handlungsfähigkeit, welches mit den betroffenen Menschen erarbeitet und zusammengefasst wird:
- **Motivation für Betätigung** (Selbsterkenntnis und Beurteilung der eigenen Fähigkeiten, Erfolgserwartungen, Optimismus, Eigenwirksamkeit, Aktivitätsinteressen, Zufriedenheit, Engagement für Werte und Ziele)
- **Betätigungsmuster** (Routine, Balance zwischen Produktivität und Freizeit, Anpassungsfähigkeit an Veränderungen, Erwartungen, Verantwortungsübernahme, Akzeptanz der Konsequenzen, Akzeptanz von Rollenerwartungen)
- **Kommunikations- und Interaktionsfähigkeiten** (nonverbale Kommunikation, Körpersprache, innere Ausrichtung, angemessene Konversation, Intonation des mündlichen Ausdrucks, Beziehungsfähigkeiten)
- **Prozessfähigkeiten** (Nutzen, Gebrauch von Informationen, Wissen und Objekten, Orientierung, Vorbereitung und Organisation der Arbeit, Problemlösen inklusive vorausschauenden und reflexiven Denkens)
- **Motorische Fähigkeiten** (Haltung und Mobilität, grob- und feinmotorische Bewegungsfähigkeiten und -ausmaße, Koordination, Leichtigkeit und Flüssigkeit der Abläufe, Kraftdosierung, angemessener oder flexibler Energieeinsatz, Aufrechterhaltung der Aufmerksamkeit)
- **Umwelt** (positiver oder negativer Einfluss der räumlichen Umwelt auf die Behandlung, räumliche, finanzielle oder persönliche Ressourcen, soziale Gruppen und Unterstützung)

Für die Beurteilung der einzelnen Items liegen differenzierte, nachvollziehbare Kriterien vor.

Beispielhaft geben die zum ersten Bereich „Motivation für Betätigung" aufgeführten Kriterien realistische Hinweise auf die Selbstwahrnehmung, Einschätzung und emotionale/intrinsische Besetzung der Betätigung. Diese genaue Skalierung der vier Bewertungskriterien hilft den Therapeuten, gezielter hinzuschauen, in welchen Bereichen die Stärken und Schwächen sind, die für die Behandlungsplanung vonnöten sind.

8.3 KBT- und ET-Diagnostik im Vergleich

Die Ausführungen im 8. Kapitel weisen auf die unterschiedlichen Blickwinkel zwischen ergotherapeutischer und körperpsychotherapeutischer Diagnostik hin. In beiden Bereichen spiegeln sich viele Hintergründe der aufgeführten Kerntheorien, der Modelle und Grundannahmen wider.

Während die ergotherapeutische Befunderhebung stärker die Handlungsprobleme der beruflichen und sozialen Teilhabe eruiert, versucht die körperpsychotherapeutische Diagnostik entwicklungspsychologisch, leib- und körperbezogen die möglichen konflikthaften Hintergründe der Verhaltensprobleme erfahrbar werden zu lassen.

Ergotherapeuten beziehen mit vielfältigen Manualen die Klienten direkt in die Erhebung der Probleme und Ressourcen ein, um ihnen einen weitgehenden Entscheidungsraum für betätigungsorientierte Ziele zu ermöglichen. Mit ersten praktischen Übungseinheiten wird das Bild, das die Klientin von sich vermittelt hat, überprüft. Hier lassen sich Ergotherapeuten nicht von eigenen Bildern und Wünschen für ein therapeutisches Ziel leiten, sondern objektivieren gemeinsam mit den Klienten deren eigene Vorstellungen.

KBT-Therapeuten vermitteln schon in der diagnostischen Phase einen „Spiel- und Erfahrungsraum" durch körperbezogene oder symbolhafte Gestaltungen. In der direkten Aufarbeitung und Spiegelung der gemeinsamen Erfahrungen erhalten die Patienten direkten Bezug zu ihrem Verhalten und damit die Möglichkeit, die Erfahrung zu integrieren und ihr Verhalten neu zu regulieren. KBT-Therapeuten nutzen also die direkte Beobachtung von Körpererfahrungen, Körperphänomenen, Psychodynamik, interaktiven Reaktionen sowie auch die eigenen Übertragungs- und Gegenübertragungsreaktionen, um zu einer Gesamtdiagnose zu kommen. Die Beziehungsanalyse und Übertragungsreaktionen trennen am deutlichsten die KBT von der ET, sie beeinflussen die eigene therapeutische Zurückhaltung und den Blick für das psychodynamische Geschehen. In der ambulanten Praxistätigkeit müssen diese neuen leibhaftigen Erfahrungen in eine Alltagssprache übersetzt werden, damit Patienten sie in ihr Leben übertragen und dort selbst daran weiterarbeiten können. Der Alltagsbezug muss sowohl für KBT als auch für ET hergestellt werden, wenn auch auf verschiedenen Ebenen.

Die wichtigsten aufgeführten Unterschiede entsprechen dem Ziel und Selbstverständnis der jeweiligen Methode. Ein weiterer Aspekt dieser Abgrenzung scheint in der berufs- oder methodenspezifischen Sprache zu liegen. So umfassen beispielsweise Begriffe zur Handlungsfähigkeit in der ET (Scheepers et al., 2015, S. 416) Begriffe wie Motivation zur Betätigung, Betätigungsmuster oder nonverbale Interaktionsfähigkeiten, psychosoziale Begriffe wie Selbsterkennen der eigenen Grenzen, Anpassungsfähigkeiten oder Körpersprache, also Termini, die in der KBT feiner justiert und ausdifferenziert erfahrbar werden können.

Die bisherigen Ausführungen mögen den Anschein erwecken, dass diagnostisches und therapeutisches Handeln in der Ergotherapie sich ausschließlich am realen und bedeutungsvollen Kontext des Klienten ausrichtet, während die KBT sich „nur" den psychodynamischen unter- und hintergründigen Bedingungen widmet. Die Erfahrungen z. B. mit beruflichen Burn-out-Patienten sprechen eine andere Sprache. Häufig sind die Grundprobleme, die zum Ausgebrannt-Sein führen, in der mangelnden Selbstwahrnehmung, Abgrenzung und Selbstfürsorge zu suchen. Die Wiedereingliederung in den Beruf kann demnach ebenso mit körpertherapeutischer Hilfe der KBT erfolgen.

Kapitel 9

Das Zusammenwirken von KBT und ET

Die bisherigen Ausführungen haben gezeigt, dass KBT und ET einige Schnittmengen in der Theorie und Praxis besitzen, aber auch von unterschiedlichen Paradigmen ausgehen oder sich in der Theorie anders ausdifferenzieren. Dennoch zeigen die Erfahrungen, dass KBT und ET in einer Praxis kompatibel sein können, denn beide arbeiten grundsätzlich in der Gegenwart. Und beide Bereiche sind gefordert, eine therapeutische Form zu finden, die die Patienten nicht überfordert, sondern ermutigt, für ihre konkreten Probleme in der Lebensbewältigung nach Lösungen zu suchen.

9.1 Gemeinsame Ziele von KBT und ET

Ausgehend von den gesetzlichen Rahmenbedingungen, bedingt durch die Heilmittel-Richtlinie, liegt die ergotherapeutische Zielsetzung in der psychisch-funktionellen Behandlung in der Verbesserung
- des situationsgerechten Verhaltens
- der sozioemotionalen Kompetenzen und Interaktionsfähigkeiten
- der Selbst- und Fremdwahrnehmung
- der Beziehungsfähigkeit
- der Selbstversorgung
- der Tagesstrukturierung und Belastungsfähigkeit

Für die grundlegenden Ziele der KBT kann ein direkter Bezug zu den ersten vier genannten Zielen hergestellt werden. Aber auch Selbstversorgung, Tagesstrukturierung und Belastungsfähigkeit sind ohne ein gesundes Maß an Selbstwahrnehmung nicht wirklich befriedigend zu lösen. Aus der Top-down-Perspektive der ET ist die Entwicklung eines situationsgerechten Verhaltens zum Einfinden in den persönlichen und beruflichen Alltag nicht allein mit normativen Anpassungsprozessen willentlich zu steuern, sondern bedarf einer tiefer gehenden Analyse der Ursachen der „Verstörung". Hier können in der KBT sowohl leib- und körperbezogene Lernprozesse als auch korrigierende Erfahrungen hinsichtlich dysfunktionalen Konflikt- und Beziehungsgeschehens erfolgen.

Das ergotherapeutische Grundparadigma, eine bedeutungsvolle Betätigung mit dem Ziel der Wiedergewinnung von Teilhabe anzustreben und in der Therapie durch entsprechende Übungsangebote anzubahnen, sollte sich im möglichst realen Kontext handelnd entwickeln. Ergotherapeuten nutzen viele Manuale, um sich klientenzentriert auf die Zielfindung mit dem Betroffenen einzulassen. In der therapeutischen Antwort hängt es aber oft von den gegebenen Möglichkeiten in Form von Zeit, Material- oder Medienangebot und Raum sowie persönlichen Therapiekonzepten ab, ob ausreichend individuell verfahren werden kann. Dabei sollten im psychosozialen/ergotherapeutischen Angebot (selbst)wahrnehmungsfördernde Maßnahmen Standard sein. Sie könnten dazu beitragen, dass Ergotherapeuten in der Psychiatrie eigene Beobachtungen und therapeutische Teilantworten zum Strukturniveau einer Klientin machen können. Mit einiger Übung und Erfahrung können Ergotherapeuten ihre Klienten gut unterstützen, z. B. ihre strukturellen Fähigkeiten im Rahmen der Erreichung ihrer alltagsbezogenen Ziele zu reflektieren und neue auszuprobieren. Diese Einschätzung setzt die inhaltliche Fort- und Weiterbildung mit den OPD-Grundlagen, im Besonderen der Strukturachse, voraus.

Die Ziele der KBT erschließen sich aus der OPD- und Körperdiagnostik. Im klinischen Setting ergibt sich durch die Zeitbegrenzung auch die Notwendigkeit einer Fokuseingrenzung. Viele Patienten, die aus der Klinik in die Praxis kommen, hatten sich dort in der KBT neu berührt, lebendig gefühlt, in der Auseinandersetzung mit anderen Patienten Teilaspekte von sich gespiegelt erlebt und handelnd neue Akzente, sich selbst zu regulieren und wertzuschätzen, erfahren. In der Klinik entwickelte sich durch das gesamte Therapie- und Betreuungsangebot die Hoffnung, grundsätzlich neue Wege in der situationsgerechten Alltagsbewältigung umzusetzen. Im therapeutischen Alltag einer Praxis suchen sie dann Wege, an diesen Erfahrungen anzuknüpfen. Unterschätzt wird dabei aber oft die Wirkung des häuslichen und beruflichen Alltags, dessen Erwartungen u. U. erneut zu Stressfaktoren oder dem Hineingleiten in alte Muster führen können. In der ambulanten Praxis müssen daher die in der Klinik gesteckten Ziele und Erwartungen neu mit den Patienten besprochen und ggf. Zwischenziele erarbeitet werden, die erfolgversprechend sind.

9.2 Auftragsklärung zwischen KBT und ET

Der verbalisierte, aber auch unausgesprochene Auftrag der Patientin bestimmt das therapeutische Geschehen. Dies bahnt sich schon durch die verschiedenen Zugangswege in die Ergotherapiepraxis an. Die Patienten

- kommen auf Vorschlag des verordnenden Arztes oder einer Psychotherapeutin speziell zur KBT, sie sind innerlich vorbereitet und wollen einen neuen Zugangsweg zu sich wagen;
- haben die KBT in der Klinik kennengelernt und wollen an den Erfahrungen anknüpfen;
- haben ein Rezept für Ergotherapie und suchen mit bestimmten Ziel- und Stichworten im Internet nach entsprechenden Praxen z. B. mit Körpertherapie;
- haben über ehemalige Mitpatienten eine Empfehlung für die Praxis und die KBT-Therapie bekommen;
- kommen mit einem Rezept, ohne zu wissen, was sie erwartet.

Im Erstgespräch tasten sich Patientin und Therapeutin zueinander vor. Einerseits erfolgt eine aktuelle Problembeschreibung, zum anderen eine Erläuterung, welche Möglichkeiten und Ansätze des therapeutischen Geschehens in der ET und KBT gegeben sind. Bei einer klaren Entscheidung für den Weg der KBT erfolgt meist ein erstes kleines praktisches Angebot.

Um die Spannung zu Beginn der Therapie ein wenig zu mildern, nutze ich gerne in der ersten Stunde nach der Problemschilderung ca. vier unterschiedlich schwere und in der fühlbaren Konsistenz andersartig gefüllte Säckchen. Die Patientin wird gebeten, alle Säckchen in die Hand zu nehmen, zu überprüfen, welches dieser Säckchen ihr und mir eine Ahnung vom Umfang und der Komplexität des Problems vermitteln könnte. Die Prüfung mit den Händen erfolgt meist nach den Kriterien: Der Sack liegt schwer in den Händen, die Inhalte sind nicht fassbar, rieseln mir durch die Finger, der Sack ist zu groß, nicht alleine „erträglich" oder zu klein, das Problem ist schwerwiegender. Recht schnell wird meist eine Entscheidung getroffen. In der Folge bitte ich die Patientin zu einem Gang durch den Raum. Sie soll prüfen, wie diese Last erträglicher gehalten werden kann, z. B. auf den Schultern (trägt hier eine Schulter leichter als die andere?) oder in einer anderen Weise. Dies beflügelt meist schon den Gedanken, dass ein Problem unterschiedlich beschwerend wirken kann oder es hilfreich ist, es mal auf die „leichte" Schulter zu nehmen. Abschließend erfrage ich einen Platz für das Problemsäckchen im Raum. Hier erfolgt manchmal der Impuls, den Sack auf den Balkon zu werfen, andere legen es in die Mitte, wollen sich ihm zentral zuwenden, wieder andere suchen ein geschütztes Plätzchen, wollen sich sorgsam, vorsichtig an das Problem herantasten. Dieses erste KBT-Angebot zeigt mir diagnostisch schon viel über die Bereitschaft, sich einzulassen, über Wahrnehmungskompetenzen, Symbolisierungsfähigkeiten, den Bezug zu sich und inneren Objekten sowie Anteile der Selbstregulation.

Bei manchen betroffenen Menschen mit chronifizierten Verläufen und niedrigem Strukturniveau müssen die Ziele alltagsnaher und enger gesteckt werden. Ihre Wünsche, z. B. nach Minderung ihrer Ängste, erfordern ein konkretes Eingrenzen, welche Alltagssituation besonders schwierig und zu üben ist. Auch hier können Anteile der Selbst- und Fremdwahrnehmung therapeutisch genutzt werden, dennoch bewegt sich diese Arbeit mehr im ergotherapeutischen Kontext.

Klienten, die ohne konkrete Vorerfahrung zum ersten Mal in eine Ergotherapiepraxis kommen, brauchen ebenfalls nach der Darstellung ihrer Probleme eine Vorstellung, welche therapeutischen Möglichkeiten sich ihnen bieten. Ob der Fokus auf einem realen Alltagstraining, einem neuropsychologisch fundierten Hirnleistungstraining, einem Sozialtraining, einem ausdruckszentrierten kreativen Ansatz, der KBT oder dem Belastungstraining liegt, entscheidet sich im ersten Gespräch und ggf. nach Nutzung von Testverfahren oder ET-Manualen. Die gemeinsam entwickelten Ziele richten sich für die ET auf eine für die Klientin in der Gegenwart bedeutsame Alltagssituation oder ein Alltagsproblem. Diese Ziele, wie z. B. die Entwicklung von Aktivitäten zur Verbesserung der Tagesstruktur, sind klar und überprüfbar.

In der KBT sind ebenfalls übergeordnete Ziele beruflicher und persönlicher Integration implizit enthalten. Zunächst braucht die Klientin einen Einstieg über den teils unbewussten Bereich ihrer Wahrnehmungs- und Handlungskompetenzen, die es ihr derzeit erschweren, angemessene Antworten und Reaktionen auf die Herausforderungen zu zeigen. Veränderungen in diesem Bereich sind häufig erst nach einiger Zeit sichtbar. Die Praxis im KBT-Alltag zeigt, dass die Ziele der KBT auch für die

Patienten nach angemessener Zeit verdeutlicht werden müssen, d. h. darzulegen, welche Fähigkeiten vonnöten sind, um situationsgerecht zwischenmenschliche Lösungen im Alltag entwickeln zu können. Darüber hinaus hilft es der Patientin, einen Transfer für die neu gewonnenen Erfahrungen in der KBT in den Alltag zu erarbeiten, ggf. auch an „Hausaufgaben" zu knüpfen.

Die nachfolgende Gestaltung erfolgte im Rahmen der Diagnostik mit dem Angebot „Chaos und Struktur". Die Patientin, Frau C., setzte nach kurzer Überlegung die Holzbauteile zu einem imaginären „Karren" zusammen. Ihr war dieses innere Bild einfach so eingefallen, sie wusste auch nicht warum. Auf meine Frage, was ihr zu „Karren" einfiele, hatten wir beide den gleichen Gedanken – den Karren aus dem Dreck ziehen. Sie ergänzte sofort, dass sie als älteste Tochter (mit zwei weiteren Schwestern) der Familie den Vater bei seinem Sterben begleitet habe und ihm versprochen habe, sein Werk fortzusetzen und für die Familie da zu sein. Im Laufe der letzten Jahre hatten sich die Schwestern häufiger an sie gewandt und um Hilfe gebeten. Frau C. hatte seit einigen Jahren eine Autoimmunerkrankung der Haut mit erheblichen schmerzhaften Flechten insbesondere an den Händen und Füßen entwickelt. In dieser Situation schaute sie betroffen auf die Hände und fragte zu sich sprechend: „Soll/darf/will ich diesen Karren noch aus dem alltäglichen Dreck ziehen – nein, ich will es nicht mehr." Gemeinsam überlegten wir, welche alltägliche Konsequenz sie daraus für sich ziehen könne. In die nächste Stunde kam sie freudestrahlend und erzählte eine Begebenheit, bei der sie in angemessener Weise einer Schwester die Grenzen ihrer langjährigen Hilfsbereitschaft aufgezeigt hatte. Immer wieder habe sich ihr das eigene Bild des Karrens aufgedrängt und sie ermutigt, jetzt endlich einmal Grenzen zu ziehen.

Beispiel Chaos und Struktur: „Der Karren"

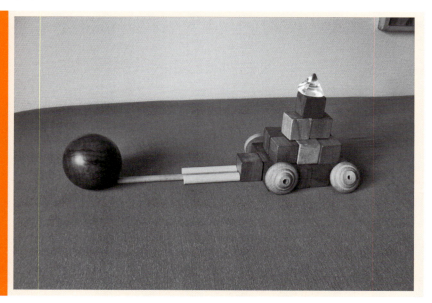

Im Verlaufe der Therapie können jedoch auch Kehrtwendungen oder Übergänge erfolgen, sodass z. B. Patienten aus der KBT in einem realen Kontext beratend begleitet werden müssen. Aber auch umgekehrt ergeben sich im ergotherapeutischen, realen Kontext z. B. zwischenmenschliche Probleme, die nicht vor Ort bearbeitet werden können, sondern einer vertiefenden körperpsychotherapeutischen Bearbeitung bedürfen.

Dysfunktionale Verhaltensmuster müssen nach Rudolf (2006) in den Kontext der aktuellen Lebens- und Entwicklungsaufgaben gerückt werden. Die Erkundung der jetzigen Lebenssituation und ihrer alters- und geschlechtsspezifischen Aufgaben ist angesichts der häufig bestehenden Orientierungslosigkeit, wie das Leben gestaltet und bewältigt werden soll, hilfreich. Für Rudolf (2006) heißen die Entwicklungsaufgaben:

- Verselbstständigung, Loslösung aus dem Elternhaus
- Berufliche Entwicklung und Qualifizierung, Arbeitsaufnahme
- Aufnahme verbindlicher Partnerbeziehungen
- Beziehungsgestaltung und Familienplanung
- Entwicklung eines Freundeskreises
- Verantwortungen im Alltagsleben und Beruf
- Neue Perspektivbildung bei Ablösung der Kinder
- Auseinandersetzung mit dem Älterwerden
- Auseinandersetzung mit gesundheitlichen Einschränkungen

Zusammenfassend kann also gesagt werden, dass das übergeordnete Ziel persönlicher Teilhabe für beide Bereiche, KBT und ET, in diesen Entwicklungsaufgaben enthalten ist und gleichermaßen gilt, dass aber die unterschiedlichen Wege dahin sich aus der gemeinsamen Zielfindung und Auftragsklärung erschließen.

9.3 Erweiterung der therapeutischen Grundhaltung

In den Kapiteln 4.3 und 4.4 wurden die Einflüsse der spezifischen professionellen Grundannahmen, der Kerntheorien und des Menschenbildes auf die therapeutische Grundhaltung behandelt, mit dem Ergebnis, dass durchaus Unterschiede zu verzeichnen sind.

Für die ET und KBT bewirken die sinnlichen Wahrnehmungen „Was sehe ich?/Was höre ich?" ein konkretes Bild zur Handlungskompetenz der Klientin. Empathische Fähigkeiten gehören zum therapeutischen Handwerkszeug beider Professionen. In der KBT erhält die Anforderung „Was fühle ich?" eine weitere Dimension. Denn es bedarf einer geteilten Aufmerksamkeit, zum einen für die Patientin, die ihre Gefühle oder ihre Beziehung durch Gesten, Haltung, Worte und Stimme darstellt, zum anderen für die in der Therapeutin selbst sich widerspiegelnden Gegenübertragungsgefühle auf die Beziehungsangebote der Patienten. Dabei spielen die Emotionen und Affekte der Patienten eine besondere Rolle, denn nur in einer von Vertrauen geprägten therapeutischen Beziehung können Patienten lernen, ihre Gefühle zu zeigen, Forderungen zu stellen, sich abzugrenzen, ohne sich dafür verteidigen oder schämen zu müssen.

Ergotherapeuten mit zusätzlicher Qualifikation in einem psychotherapeutisch orientierten Verfahren erlernen den Umgang mit Übertragung und Gegenübertragung und können daher auch im ergotherapeutischen Kontext manche mehrschichtigen emotionalen Anforderungen leichter auffangen und klären. Sie können, ähnlich wie Rudolf (2006) postuliert, aufgrund ihrer therapeutischen Grundhaltung für ein strukturiertes psychotherapeutisches Vorgehen verschiedene Positionen bewusst wahrnehmen und klientenzentriert auch nutzen:

1. **Sich voll und ganz hinter den Patienten stellen**; d. h., die Sicht der Patienten teilen, ihre eigenen Gefühle und Wahrnehmungen zu dem kränkenden Erleben zur Verfügung stellen, authentisch das fremde Leid annehmen, helfen zu verarbeiten (Identifizierung, Containing, Annahme des Leids, Hilfs-Ich zur Verfügung stellen, Schaden vermeiden durch Vorsorge und Unterstützung als Mentorin).
2. **Sich dem Patienten gegenüberstellen**; d. h., den Patienten durch Spiegelung ihre eigene Wahrnehmung zur Verfügung stellen, ihnen eine emotionale Resonanz zeigen, ihr Anders-Sein und Anders-sein-Dürfen hervorheben und in fortgeschrittener Handlung die Konfrontation mit der Realität und eigenen Verantwortung zumuten. Die Patienten sollen dabei Formen der Objektdifferenzierung, einer ganzheitlichen Wahrnehmung ihres Gegenübers und auch Empathie entwickeln.
3. **Sich neben den Patienten stellen**; d. h., mit den Patienten gemeinsam das Erleben und Tun von außen betrachten, eine Vorübung zur Reflexion und Ein-Sicht, das Geschehen auf seine emotionale Bedeutung hin untersuchen, Worte finden und fassen = Mentalisierung. In dieser Haltung greift die Therapeutin die Ansprüche der Patientin auf und lässt gleichzeitig die Gegebenheiten der äußeren Realität gelten.
4. **Dem Patienten vorangehen**; d. h. anstehende Entwicklungen, Aufgaben, Schwierigkeiten der Patienten antizipieren und ihnen mitteilen.

Es ist schwierig oder bedarf besonderer Aufmerksamkeit, im therapeutischen Geschehen zwischen einer ergotherapeutisch geprägten Grundhaltung und einer psychotherapeutischen zu wechseln. Manche Patienten versuchen unbewusst, sich über die Erzählung von vielfältig erlebten bedrängenden Situationen nicht mit der aktuellen Situation in der Therapie auseinanderzusetzen. Ihr verbaler Kampf gilt der Erhaltung der Eigenständigkeit und Eigenmächtigkeit, der Unterdrückung von Bedürfnissen nach Anlehnung und Nähe. In der KBT gilt es nun, diese pseudounabhängigen Strukturanteile wahrzunehmen, in feinen Nuancen aufzugreifen, zu spiegeln und experimentell Alternativen auszuprobieren. Die Therapeutin ist hier sehr herausgefordert, sich nicht verwickeln und die hintergründigen Konfliktanteile spür- und sichtbar werden zu lassen.

Wenn jedoch, wie oben angesprochen, Kehrtwendungen oder Übergänge notwendig werden, muss die therapeutische Grundhaltung auch entsprechend verdeutlicht und geklärt werden, um Irritationen zu vermeiden.

9.4 KBT-Einflüsse im Rahmen der ET

Im Grundlagenbuch von Schmidt (2006) wird die KBT nicht nur als therapeutisches Medium, sondern auch im Rahmen der Supervision, als Selbsterfahrungsseminar sowie zur Beratung und zur Erweiterung der sozial-kommunikativen Kompetenzen eingesetzt. Dabei steht weniger das Psychotherapeutische im Vordergrund, sondern mehr die Erfahrung des SELBST im mehrdimensionalen Sinne. Erfahrungsgemäß bewirken berufsspezifische KBT-Fortbildungen für Ergotherapeuten bei vielen Kollegen eine Neuausrichtung ihrer beruflichen Schwerpunkte. Die Selbsterfahrungen eröffnen neue Perspektiven zu Fragenstellungen aus den eigenen existenziellen Lebensbereichen mit erstaunlichen Problemlösungskompetenzen am Ende der Fortbildung.

Ergotherapeuten mit zusätzlicher KBT-Ausbildung oder Selbsterfahrung in der KBT können auch in der praktischen Arbeit mit Kindern oder erwachsenen Patienten, die psychiatrische, sensomotorische, neurophysiologische, motorisch-funktionelle, kognitive Einschränkungen haben, die hier spezifisch notwendige Therapie bereichern. Dabei ist oft zu berücksichtigen, dass z. B. bei einer Apoplexie die beobachtbaren „Störungen" oder „Dysfunktionen" die Menschen in ihrem Alltagshandeln und ihrem Selbstverständnis deutlich verändert haben, was auch in der Rückkopplung durch die Angehörigen zu einer Veränderung der Realitätswahrnehmung führt. Auch Kinder erleben sich mit ihren kognitiven Schulschwierigkeiten häufig als das „Problem" in der Familie und finden hier keinen situationsgerechten Ausgang aus diesem Dilemma.

Im Folgenden sollen einige Beispiele für KBT-Interventionen verdeutlichen, wie KBT auch in anderen ET-Bereichen zu einem Perspektivwechsel oder zu Reifungsprozessen führen können.

9.4.1 KBT-Ansätze in der Psychiatrie
Barbara Bayerl (2006) sieht als zentralen Fokus der Arbeit mit schizophrenen Menschen, ihnen zu helfen, eine innere Ordnung in der Beziehung zum eigenen Körper, zu anderen Menschen, den Dingen der Umwelt sowie zu Raum und Zeit wiederherzustellen. Sie verweist dabei auf den hohen Strukturbedarf dieser Klientel und begründet ihn mit den Ich-Dimensionen der Psychopathologie von Scharfetter (1995):
- Ich-Vitalität, die Gewissheit der eigenen Lebendigkeit
- Ich-Aktivität, das Gefühl des selbstbestimmten Handelns, Denkens und Empfindens
- Ich-Konsistenz und Ich-Kohärenz, das Empfinden, ein zusammengehöriges Ganzes zu sein

- Ich-Demarkation, die Fähigkeit, sich abzugrenzen, zwischen Ich und Nicht-Ich zu unterscheiden
- Ich-Identität, die Gewissheit, trotz der Erkrankung die eigene Ich-Identität bewahren zu können (Bayerl, 2006)

Schizophrene Menschen äußern fast immer Störungen im Körperselbsterleben, sie fühlen sich in ihrem Aussehen verändert, sie verlieren den Kontakt mit dem Boden und fühlen sich, „als ob" sie einem Ideal/Idol verbunden sind. Die eigenen körperlichen Grenzen werden nicht mehr eindeutig wahrgenommen und scheinbar alles aus der Umgebung kann in sie eindringen. Sie können sich oft nicht antizipierend in andere einfühlen, wie sie von diesen wahrgenommen werden.

Für die körpertherapeutische Arbeit ist es also sinnvoll, zum einen die Störungen in den o. g. Dimensionen zu erfassen. Zum anderen bedürfen auch individuell geäußerte Bedürfnisse – „Wie will ich wahrgenommen werden und wie darf ich (auch außerhalb der Norm) sein" – der besonderen Berücksichtigung.

Die Indikation zur KBT im psychiatrischen Kontext hängt neben der persönlichen Bereitschaft von der körperbetonten Symptomatik ab. Häufig weisen Patienten auf die veränderte Wahrnehmung des eigenen Körpers durch die Medikamenteneinnahme hin, z.B. kann eine Gewichtszunahme den Fokus auf das Körperbild richten und ihn negativ ablehnend besetzen. Übereinstimmend mit Barbara Bayerls (Bayerl, 2006) Hinweisen auf die Notwendigkeit der parallelen eigenverantwortlichen medikamentösen Behandlung sollten alle selbstwahrnehmenden Anteile der Patienten unterstützt werden, aber der „Versuchung", die Zustimmung für eine Mehreinnahme oder das Absetzen von Medikamenten einzuholen, muss widerstanden werden.

Grundsätzlich können methodisch die vier therapeutischen Grundhaltungen nach Rudolf (2006) (vgl. Kapitel 9.3) zum Tragen kommen. Sehr wichtig erscheint es, während der Handlungs- und Wahrnehmungseinheiten die Patienten verbal und emotional therapeutisch zu begleiten, ihnen Hilfssätze anzubieten, wie etwas ausprobiert und empfunden werden kann. Im Grunde entspricht es einem erneuten Mentalisierungsprozess, in dem Stimmiges und Widersprüchliches von der Therapeutin wahrgenommen, aufgegriffen, benannt und damit den Patienten zur eigenen Verfügung gestellt wird. Den „ver-rückten" Wahrnehmungen der Patienten werden in der Körperarbeit reale Erfahrungen gegenübergestellt. Das kann z. B. bedeuten

- den Boden als tragendes Element in seiner Festigkeit oder als Gegenpart beim Hüpfen, Stampfen überprüfen zu lassen
- die Gelenke, das Feste ihrer knöchernen Konsistenz erfahren zu lassen, im Gegenzug auch ihre unterschiedlichen Bewegungsspielräume
- die Füße in ihrer Struktur und Empfindsamkeit zu erspüren, auszuprobieren
- die Hände in ihrer universalen Bedeutung und ihren Möglichkeiten des Spürens, Drückens, Ziehens, Begreifens, Haltens nutzen zu lernen
- den Rücken als breite Fläche der Nähe und Abgrenzung zu spüren

- die eigene Kraft in den Ellenbogen, den Schultern, den Knien im Gegenpart zur Therapeutin kennenzulernen
- die Wahrnehmung der Grenzen und Spielräume im eigenen Gleichgewicht über Pezzibälle und Gleichgewichtselemente auszuprobieren
- die Arbeit an der realistischen Selbstwahrnehmung von Haltung, Aufrichtung oder des Gesichts mithilfe eines Spiegels zu üben

Einen nachhaltigen Eindruck hinterließ vor vielen Jahren eine junge Frau, L., 21 Jahre, keine Ausbildung, mit 14 Jahren an einer Hebephrenie erkrankt. Sie litt erheblich unter ihren coenästhetischen Symptomen, empfand sich häufig als Monster, da ihrem Gesicht die Hälfte fehlen würde. Sie wurde mit Hinweis auf diese Symptome in die ET überwiesen. Die ersten Stunden gehörten der Wiedergewinnung von Festigkeit des Bodens, Spüren der eigenen Körpergrenzen und äußeren Strukturen. Ich erlebte mich selbst dabei fast atemlos, weil ich ununterbrochen in der Präsenz als Hilfs-Ich kleine Spürarbeiten anbot, die sie am Ende der Stunde irgendwie „ganz nett" fand. Ich spürte aber, dass ich sie nicht wirklich erreichte. Nach einer KBT-Stunde erhaschte ich sie einen Moment vor dem Spiegel, sie berührte tastend ihr Gesicht und wandte sich dann heftig angewidert ab.

Für die nächste Stunde nahm ich mir vor, mit realen Schminkutensilien eine „Kosmetikstunde" durchzuführen. Zielführend schien mir der Gedanke, dass die junge Frau sich auch in ihrem äußeren Selbstwert positiv erleben möchte, und somit erklärte ich ihr mein Vorhaben, eine Behandlungsstunde als Kosmetikeinheit durchzuführen. Das Strahlen in ihrem Gesicht bestätigte meine Vermutung, dass meine Planung in die richtige Richtung zielte. Sie ließ im Folgenden Gesichtsreinigungen, -massagen und das Auflegen einer dezenten Schminke mit weit mir zugeneigtem Kopf zu. Es entstand ein intimer gemeinsamer Raum, der uns wohl beide sehr berührte. Am Ende sprang sie neugierig auf und rannte zum Spiegel: „Ja, das bin ich und so möchte ich bleiben." Immer wieder kehrte sie zum Spiegel zurück und überprüfte das Ergebnis. Ich glaube, dass die tiefe Sehnsucht nach einer Ganzheit sowie Schönheit es ihr ermöglichte, mich so nah an sie heranzulassen. In der nächsten Stunde kam sie wieder und erzählte, dass die Wirkung einige Tage angehalten habe, jetzt sich aber wieder die alten Symptome einstellten. Sie bat auch in den kommenden Wochen um Wiederholung dieser Kosmetikeinheit. Ich konnte dies geschehen lassen, nahm mich mit jeder Stunde ein wenig mehr zurück und führte sie ein in ein selbstverantwortliches Reinigen, Massieren und Schminken des Gesichtes. Von den Betreuern hörte ich, dass sich ihre heftigen aggressiven Attacken deutlich gelegt hatten.

Das Beispiel zeigt, Schminken als Behandlungsmethode ist nun eher dem ergotherapeutischen Kontext als der Körpertherapie zuzuordnen. Dennoch entwickelte sich im Besonderen in der ersten „Schmink-Einheit" ein Körperdialog, der es ermöglichte, das dialogische Prinzip ICH–DU auf diese vereinfachte Form runter zu brechen. Sie erlebte sich lebendig, neu beseelt in ihrer Haut durch die Berührung, die sie zulassen konnte, weil sie ganzheitlich ein „Schönheitsprinzip" damit verband. Die verbalen Unterstützungen und Beschreibungen des Tuns gaben ihr einen äußeren Rahmen, auf den sie sich verlassen konnte.

Krietsch und Heuer (1997) weisen auf die Notwendigkeit hin, den Körper in seiner Lebendigkeit wiederzuentdecken, durch spielerische Aktivität, durch angenehme, klare Berührungen oder Begrenzung von außen bis hin zu der Entfaltung von Eigenaktivität, die sich der „Fremdbestimmung" entgegenstellen kann.

9.4.2 KBT-Ansätze in der Arbeit mit Kindern

In ergotherapeutischen Praxen nimmt die Kinderbehandlung einen breiten Raum ein. Konzentrationsstörungen, Aufmerksamkeitsdefizite, sensorische Integrationsstörungen, grafomotorische Störungen und andere Entwicklungsstörungen bilden nur einen Teilbereich der Diagnosen ab. Neben vielfältigen sensomotorischen Behandlungsverfahren gehört die aufklärende, beratende und stützende Elternarbeit zum festen Bestandteil der ET.

Viele Kinder kommen mit sogenannten Entwicklungsverzögerungen in die Ergotherapiepraxis, bei denen sich die Frage aufdrängt, was hemmt im tieferen Sinn dieses Kind, sich seinen Entwicklungsaufgaben zu stellen. Liegt hier wirklich eine somatisch bedingte Integrationsstörung der Sinnesleistungen vor oder steckt dieses Kind in einem inneren Konflikt, den es alleine nicht lösen kann und der ihm die Kraft nimmt, sich konzentrativ auf die Anforderungen z. B. in der Vorschule einzustellen.

Ahmed, 5,8 Jahre, zeigte sich drei Monate vor der Einschulung im Vorschulbereich des Kindergartens eigentlich wie ein normaler Junge, schien von normaler Intelligenz und auch die Einschulungsuntersuchung im Beisein der Mutter hatte bewiesen, dass er schulfähig sei. Das Problem war aber, dass er die Mutter oder den Vater bei allen Aktivitäten in der Nähe wissen wollte. Die Mutter saß also im Kindergarten, auf dem Kinderspielplatz und somit auch bei mir in der ET dabei, wenn er sich wild und genüsslich die ergotherapeutischen Anforderungen in spielerischer Form erarbeitete. Für die Eltern war dies schon zu einer großen Belastung geworden, zumal Ahmed seinen unbedingten Wunsch nach Nähe der Eltern mit großen heftigen Weinattacken affektiv durchsetzte. Der Einschulungstermin rückte nun näher und damit wuchs auch in ihm eine Verlustangst, die die sehr einfühlsam wirkenden türkischen Eltern ihm zunächst nicht nehmen konnten. Mit den Eltern wurde eine schrittweise „Loslösung" durch räumliche Entfernung vereinbart, mit der klaren Kommunikation und Botschaft an den Jungen, dass die Eltern draußen auf ihn warten würden. Immer wenn sie draußen waren, äußerte er große Zweifel, ob sie ihr Versprechen halten würden.

In einer der letzten Stunden wurde vereinbart, dass die Mutter die Praxis verlassen und gegen Ende der Stunde zur Reflexion der Einheit wiederkommen würde. Ich lud nun den Jungen zu einer gemeinsamen „Seefahrt" auf die Vierpunktschaukel ein. Dabei deklarierte ich ihn zum Steuermann des Schiffes, das sich nun durch ein heftiges Meer bewegen würde. Ich selbst kniete mit etwas Abstand hinter ihm und war Teil des „Motors".

Die anfängliche Freude am sanften Schaukeln des Schiffes und seiner Kompetenz, dieses Schiff im Griff zu haben, wich langsam einer hohen Konzentration, je höher sich das Schiff/die Schiffschaukel durch den Raum bewegte. Ich beschrieb das heftige Meer mit seinen Gefahren und betonte immer wieder, dass der Steuermann und Kapitän Ahmed das Schiff lenken, aber auch einen Anker durch einen Stopp setzen kann. Seiner Haltung und den Hautrötungen zufolge schien etwas heftig in ihm zu arbeiten. Die äußeren Seile hielt er angespannt in der Hand. Nach ca. 15 Min. sagte er plötzlich ganz ruhig: „Ich glaub, es reicht jetzt, ich hab´s verstanden." Ich ließ die Schaukel sich ausschwingen, er ging von Bord, schaute noch einmal sehnsüchtig zum Fenster hinaus und konnte sich dann ruhig auf eine grafomotorische Vorschularbeit einlassen. Die Eltern konnten ihm gut ihre Freude zu „seiner" Entscheidung zeigen, ein interaktioneller Knoten schien geplatzt und er konnte nun auch gut alleine im Kindergarten seinem Spiel folgen. Nach wenigen Stunden konnte die Therapie beendet werden.

Die Hintergründe zur Verlustangst des Jungen konnten im Vorfeld nicht erarbeitet werden. Im Spiel jedoch wurde ihm seine Selbstwirksamkeit in der Rolle als Kapitän und Steuermann, die sinnbildlich das Lebenssteuer in der Hand halten, klar. Die Heftigkeit der „Schiffschaukel" war Herausforderung und Katharsis zugleich. Mit seiner klaren Stopp-Botschaft hatte er sich selbst durchgerungen und eine Entscheidung getroffen.

Entwicklungspsychologisch begründete KBT-Ansätze könnten also stärker in die sensomotorische Therapie mit Kindern einfließen, wenn spürbar wird, dass hier weniger ein Kompetenzmangel vorliegt, sondern tiefere Konflikt- oder Beziehungskonstellationen aus dem Umfeld ihre Schatten auf die Entwicklungsbereitschaft des Kindes werfen.

9.4.3 KBT-Ansätze bei Patienten mit neurologischen Erkrankungen

Patienten mit degenerativen neurologischen Erkrankungen wie Multipler Sklerose, Parkinson oder mit Apoplex, Demenz oder nach OP von Hirntraumen erfahren durch die Erkrankung eine Traumatisierung ihres Lebenskonzeptes und des Körperselbst. Körper und Geist gehorchen z. T. ihrem Willen nicht mehr in der gewohnten Weise und schränken damit ihre Aktivitätsmöglichkeiten im privaten und beruflichen Alltag ein. Als Geschenk ist es zu betrachten, wenn diese Menschen auf ein privates Umfeld und auf Partner zurückgreifen können, die sie nicht nur als „Betroffene" wahrnehmen, sondern ihre Persönlichkeit mit ihren verbliebenen Fähigkeiten weiterhin lieben und unterstützen.

Neben dem gezielten funktionellen Training für den Einzelnen und der Beratung der Angehörigen bedarf es oft stützender Verfahren, um das Krankheitserleben zu bewältigen. Nicht zu unterschätzen sind dabei die strukturellen Fähigkeiten, Beziehungsmuster, Konfliktstrategien, die schon vor der Erkrankung bestanden.

Ergotherapeuten sind gefordert, ihre funktionelle Behandlung mit den Bedürfnissen der Klienten abzustimmen, gewohnte oder neue Rollen sowie Betätigungen im Alltag der Klienten, die das Gefühl eines eigenen Selbstwertes definieren, zu erhalten oder wiederzugewinnen.

9 Das Zusammenwirken von KBT und ET

Patientin Frau T., 28 Jahre alt, abgeschlossenes Germanistikstudium, kam ein Jahr nach Antritt der ersten Arbeitsstelle wegen neuropsychologischer Auffälligkeiten (Zustand nach operativer Entfernung eines Hirntumors) in die ET. Die Patientin spürte die Einbußen ihrer Merkfähigkeit, der Wortfindung und Satzbildung, sie konnte häufig ihre Gedanken nicht zentrierend bündeln und benennen. Am wichtigsten war es ihr, einfach wieder gute Gespräche führen zu können. Sie fühlte sich zunehmend in Gesprächen mit Freunden nicht mehr wohl, schätzte es aber sehr, dass ihr Partner ihr wohlwollend und stützend zur Seite stand.

Die ersten Hirnleistungstrainingsmaßnahmen zeigten, dass neutrale Themenbereiche, die sie nicht berührten, kaum Effekte zeigten. Während dieser Übungen beschäftigte sie sich in ihrer Selbstwahrnehmung fast ausschließlich mit ihren Gedanken und setzte sich sehr unter Druck. Ich wechselte daher die Ebene. Im Liegen erfragte ich z. B. die Druckpunkte des Körpers mit dem Boden, Berührungsstellen durch Umfahren ihres Körperumrisses durch einen Ball, das Aufnehmen und Bewegen eines Armes durch meine Hände. Letztlich wurde der ganze Körper in seinem Haltegerüst und Bindegewebe „durchgearbeitet". Mir schien es notwendig, ihr aus dem Körpererleben heraus eine innere Ordnung zu vermitteln, die ihr eine andere Form der Präsenz gab. Jede einzelne Praxis-Sequenz erfolgte zunächst mit sprachlicher Begleitung von mir. Sie reflektierte anschließend das Erlebte und fasste es zusammen. Es erstaunte sie, dass über das äußere und innere Berührt-Sein eine andere Vorstellungskraft und Sprachbilder wuchsen, die sie durch die Verortung im Körper deutlich zielgerichteter wiedergeben konnte.

Nach wenigen Wochen äußerte sie freudestrahlend, dass sie schwanger sei und sie sich wünsche, dass ich sie auf diese neue Rolle mit vorbereite. Die körperlichen Veränderungen wie auch die seelische Einstellung auf das in ihr reifende Kind waren nun Themen, zu denen sich viel Spürarbeit ableiten ließ. Zunehmend wurde sie sich in ihrer ganzen Körperlichkeit sehr bewusst, konnte dies gut und prägnant in Worte fassen. Zum Therapieende hin konnten Themen der Schwangerschaft auf der Körperebene sowie im Hirnleistungstraining bearbeitet werden.

Sie äußerte abschließend, dass sie bei der körperbezogenen Arbeit sich weniger als Patientin, sondern mehr als Mensch gesehen und auch durch das Loslassen des eigenen Anspruches sich in ihrem Selbstwert gestärkt erlebt habe.

Das Beispiel zeigt, dass körper- und wahrnehmungsbezogen andere Kanäle der Aufmerksamkeit gefunden werden können, die auch das funktionelle Training unterstützen. KBT-Ansätze konnten hier die verunsicherte Persönlichkeit durch die neuropsychologischen Einschränkungen zunehmend auffangen und das Selbstvertrauen in die wachsenden Fähigkeiten stärken. Bedeutsam ist, dass im Körper neben den verunsichernden die leibhaftig, lebendig, sicheren Anteile entdeckt und gefördert werden, auf die sich die Betroffene besinnen kann. Für Patienten mit Einschränkungen infolge einer Multiplen Sklerose, einer Parkinsonerkrankung, Demenz oder nach einem Apoplex stellen sich existenzielle Fragen wie: Was bleibt bzw. ist/wird jetzt wichtig, welche Rolle kann ich noch erfüllen, welchen Platz hab ich noch im Freundeskreis, was muss ich aufgeben, welche Hilfen will ich annehmen? Nicht alle Patienten haben einen starken Willen, sich gegen ihr Schicksal aufzulehnen, zu trainieren. Manche reagieren aufgrund ihrer prämorbiden Persönlichkeit als Opfer, ziehen sich zurück, klagen an oder fühlen sich vom Leben ungerecht benachteiligt. Dann kann es passieren, dass sich unbewusste Gegenübertragungen von Wut und Ohnmacht bei der Ergotherapeutin einstellen, weil die Patientin in der Entfaltung ihrer wichtigen Bedürfnisse durch die Krankheit gehindert wird. Es macht also Sinn, mit diesen Patienten über das Körpererleben, ggf. über Symbolarbeit, an den herausdrängenden Affekten oder den grundlegenden Bedürfnissen zu arbeiten.

Aber auch die grundlegenden Fragen zum Erspüren und Wahrnehmen des Standes, zum Sitz, zur Lage, zum Kontakt, z. B. wie:
- Was gibt Ihnen Halt und Sicherheit, wann spüren Sie Ihr Gleichgewicht?
- Was stützt den Körper, die Haltung und Aufrichtung?
- Wie erleben Sie sich im Kontakt mit der Liege, dem Stuhl, der Wand, dem Boden?
- Was nehmen Sie von den Händen der Therapeutin wahr, wollen Sie mehr/weniger Druck/Halt?
- Wie ist Ihre Körperspannung rechts/links, gibt es Unterschiede?
- Können Sie versuchen, selbst Korrekturen im Gleichgewicht, in der Spannung vorzunehmen?

veranlassen die Patienten zu einer tieferen Selbstwahrnehmung und helfen das Körperbild wieder neu zu besetzen, zumindest sich einiges zu erhalten. Nicht selten erwähnten Menschen, dass sie sich diese Fragen bislang nie gestellt hatten und dieses „Hinspüren" eine andere Qualität im Leben darstelle.

9.4.4 KBT-Ansätze bei motorisch funktionellen Erkrankungen

Die häufigsten Patienten mit motorisch-funktionellen Erkrankungen in einer ET-Praxis sind die sogenannten Handpatienten, also Patienten, die nach einer Hand-OP unfallchirurgisch versorgt sind und der Weiterbehandlung bedürfen oder Komplikationen (z. B. Morbus Sudeck) entwickelt haben. Das Symptombild ist zunächst einmal eindeutig somatisch bedingt. Dennoch vollzieht sich der Prozess, bei dem sich die Patienten mit ihrer betroffenen Hand in die Hände der Therapeutin begeben, auf mehreren Ebenen. Die Hände haben für die Handlungsfähigkeit des Menschen eine übergeordnete Bedeutung, mit ihnen wurde das erste „Begreifen" erworben, ihre Fähigkeiten bestimmen die Berufswahl oder Freizeitaktivitäten bis hin zum Erlernen eines Instrumentes. Für Handwerker oder Pianisten kann ein schlechter Heilungsverlauf zum beruflichen Aus führen.

Während der Handtherapie entsteht in einem guten Miteinander real, aber auch auf einer tiefer empfundenen Ebene eine große Nähe, in der sich einige Patienten sehr öffnen und aus ihrer Bedürftigkeit heraus viel Zuwendung erwarten und sehr Persönliches erzählen. Die Konzentration beider Beteiligten liegt auf dem Erspüren z. B. der Bewegungsspielräume und Grenzen, der Hyper- und Hyposensibilität der einzelnen betroffenen Gelenke der Hand. Es gilt neben der professionellen Behandlung gemeinsam mit der Patientin auszuloten, welche Maßnahmen sie für sich selbst als stimmig und förderlich erachtet und welche Ideen und Lösungen entwickelt werden, sie selbstständig in den Alltag zu integrieren. Der Erfolg der Behandlung hängt oft mehr davon ab, wie weit Patienten selbstwirksam ihre Spürfähigkeit und Bewegungsspielräume nutzen und im Alltag die Hände angemessen einsetzen.

In einzelnen Fällen eröffnete sich während der Handtherapie ein psychosomatisches und interaktionelles Problem:

Frau M., 50 Jahre, Buchhalterin, kam mit der Verordnung „Motorisch-funktionelle Behandlung" in die Praxis. Sie berichtete, dass sie schon verschiedene Behandlungsversuche hinter sich habe, aber ihr Problem sei, dass der Zeigefinger sich beim Eintragen von Zahlen während der Buchführung auf dem Stift einrolle und sich die Hand und der Arm verkrampfen. Bei Texten entwickelte sich unter Zeitstress ein ähnliches Problem. Für die Frau und ihren Hausarzt war dies ein rein funktionelles Problem, was sich aber in ihrer Arbeit langsam beängstigend auswirkte. Ergotherapeutische Maßnahmen wie Stiftanpassung, Muskelkräftigung etc. zeigten keine Wirkung.
Ich wechselte die Ebene und ließ Frau M. nach einer kurzen Entspannung und mit hypnotherapeutischen Ansätzen mit Pinsel und Stiften einen Wunschbaum malen. Der Baum als Ich-Symbol sollte ein wenig ihre Bedürfnisse nach Entfaltung verkörpern. Frau M. legte schnell los, malte mit lockerer Hand einen großen Baum, reagierte plötzlich ärgerlich, dass der Zeichenblock nicht ausreichend Raum dafür bot. Der Baum hatte kräftige Wurzeln, stand fest mit einem großen Astwerk, Blättern und vielen kleinen Äpfeln in der Mitte des Blattes. Am Ende starrte sie plötzlich ihre malende Hand an, der Finger war in seiner ursprünglichen Haltung geblieben. Ihre Nachdenklichkeit konnte ich nun nutzen, nach Konflikten im Arbeitsprozess zu fragen. Sie war nach ihren Angaben vor einigen Jahren von einer Kollegin aus einer herausgehobenen Position gedrängt worden, hatte sich mit ihren Wünschen nicht durchsetzen können, und nun drohte gerade diese Frau ihre neue Vorgesetzte zu werden. Die alte Kränkung war damit in den letzten Wochen aufgebrochen und hatte sich in diesem Schreibkrampf verkörpert. Auch wenn wir einen konkreten Ansatz für das Problem gefunden hatten, so konnte sich dennoch in der Arbeit selbst noch keine Entspannung einstellen. Frau M. beendete nach einigen Stunden die Behandlung mit dem Vorhaben, das Arbeitsproblem nun direktiv anders angehen zu wollen.

Wie das o. g. Beispiel zeigt, ist es sinnvoll, frühzeitig Hinweise für eine psychogene Störung auch bei Handpatienten zu diagnostizieren. Zusammenfassend scheint es hilfreich, im therapeutischen Prozess einer motorisch-funktionellen Behandlung die KBT-Grundhaltung – leib- und körperbezogen – in die Spür- und Lernvorgänge einzubeziehen. Auch wenn der Ausgangspunkt ein Unfalltrauma oder eine Operation ist, so sind die Folgen im weitesten Sinne auch psychosomatisch und wollen oft von den Patienten so wahrgenommen werden.

Kapitel 10

Abschließende Gedanken und Schlussfolgerung

Abschließende Gedanken und Schlussfolgerung 10

Die bisherigen Ausführungen haben gezeigt, dass es durchaus unterschiedliche Ausgangspunkte und Schnittmengen für die KBT und ET gibt. Wenn auch beide sich auf wissenschaftliche Grundlagen aus der Medizin, Psychologie, Philosophie und weiteren Sozialwissenschaften beziehen, so wird der Mensch für die Ergotherapie stärker als handelndes, partizipierendes Wesen, das seine Wirkung in einem realen bedeutungsvollen Kontext entfalten will, wahrgenommen. In der KBT wollen wir mit den Grundpotenzialen Wahrnehmen, Bewegen, Fühlen, Denken, Wollen im gelebten Augenblick experimentell handelnd die Selbstwirksamkeit des Menschen mit seinen tieferen Schichten und spirituellen Bezügen fördern und ihm ermöglichen, interaktiv seine Balance und Bestimmung zu finden. Beide, KBT und ET, nutzen Medien, die einen Erfahrungsraum eröffnen.

Die von Maria Schwarz (2015, S. 68) im Kapitel 4.2 schon einmal beschriebenen Ziele
- **E**nergien zu erschließen,
- **R**ealitäten zu erfassen,
- **G**renzen zu erweitern und
- **O**rientierung zu erarbeiten

könnten durchaus auf einer körperpsychotherapeutischen Ebene zum Tragen kommen und lassen sich nicht nur auf die ET begrenzen.

Zusammenfassend kann also gesagt werden, dass das übergeordnete Ziel persönlicher Teilhabe für beide Bereiche, KBT und ET, in diesen Entwicklungsaufgaben enthalten ist und gleichermaßen gilt, dass aber die unterschiedlichen Wege dahin sich aus der gemeinsamen Zielfindung und Auftragsklärung erschließen. Für die konkrete therapeutische Praxis beinhaltet dies manchmal, ergotherapeutische Ziele im Hinterkopf zu haben und dazu körpertherapeutische Wege zu beschreiben.

Ergotherapeuten und KBT-Therapeuten können auf alte Prägungen ihrer Entwicklungsgeschichte Bezug nehmen. In beiden Bereichen haben jedoch umfassende Paradigmenwechsel in den theoretischen Bezügen das diagnostische und therapeutische Handeln erweitert und teils neu geformt. Menschenbild und Wirkfaktoren können synergistisch aufeinander abgestimmt werden. Daher erschließt sich, dass heute Übergänge zwischen ET und KBT leichter verwirklicht werden können, wenn die entsprechenden Ausbildungen vorliegen.

Ergotherapeuten mit einer KBT-Weiterbildung haben die Chance, in ihrem Arbeitsfeld klientenzentriert beide Akzente sinnvoll miteinander abzustimmen. Die KBT kann dabei ergotherapeutische Ziele aufgreifen und in einen tieferen, auch spirituell heilsamen Sinn und Zusammenhang stellen. Für Patienten ist es sehr beglückend, wenn sie sich neben ihrer wiederentwickelten Funktionalität in ihrer Persönlichkeit umfassend wahrgenommen und gespiegelt fühlen.

Umgekehrt stellt körperpsychotherapeutisches Handwerkszeug nicht in sich einen Wert dar, sondern es muss, wie auch bei anderen psychotherapeutischen Verfahren dargestellt, ein Transfer in den gelebten Alltag gelingen.

10 Abschließende Gedanken und Schlussfolgerung

In viele ET-Bereiche können KBT-Elemente der Selbstwahrnehmung gut integriert werden. Der ET-Fortbildungsmarkt mit unterschiedlichen Körpertherapien zeigt, dass sowohl Interesse als auch eine Notwendigkeit besteht, leib- und körperbezogene Lern- und Selbstwahrnehmungsprozesse in das eigene Behandlungsspektrum aufzunehmen. KBT als berufsspezifische Fortbildung kann sehr dazu beitragen, die psychosoziale Kompetenz der Ergotherapeuten zu erweitern.

Die bisherigen Ausführungen zu den Schnittstellen und zum Zusammenwirken von KBT und ET zeigen, dass es Sinn macht, in den ergotherapeutischen Fortbildungsmarkt körpertherapeutische Angebote wie z. B. die KBT fest zu verankern. Es kann sich für die Ergotherapeutin lohnen, eine KBT-Weiterbildung zu machen, um mit der Doppelfunktion das eigene Arbeitsspektrum erheblich zu erweitern und zu vertiefen. Das eigene Rollenselbstverständnis für die Herausforderungen mit den Menschen erhält eine weitere befriedigende Dimension. Mit der Identität als Ergotherapeutin und Therapeutin für Konzentrative Bewegungstherapie kann sie auf dem Gesundheitsmarkt ein spezifisches, attraktives Profil für die Arbeit insbesondere mit psychisch beeinträchtigten Menschen anbieten. Die markante Trennlinie zwischen KBT und ET im körpertherapeutischen Vorgehen – der bewusste Umgang mit Übertragungs- und Gegenübertragungsgefühlen muss immer wieder reflektiert und supervidiert werden.

Ziel dieses Buches ist es nicht, das Berufsbild der Ergotherapie mit der Weiterbildung der KBT in einen wertenden Vergleich zu bringen, sondern herauszuarbeiten, welche Grundlagen und Prägungen in den beiden Bereichen vorliegen, welche miteinander kompatibel sind, sich befruchten oder aber sich behindern können. Die vielen praktischen Beispiele, die das Thema lebendig werden lassen sollten, sind manchmal die Sternstunden einer therapeutischen Tätigkeit. Nicht immer gelingt alles in dieser Weise, nicht immer gelingen die Übergänge von der KBT zur ET und umgekehrt. Nicht immer besitzen Therapeuten eine 100 %ige Präsenz in der therapeutischen Selbstwahrnehmung, die alle Übertragungsgefühle schnell und richtig einordnet. In der Regel sollte man aber darauf vertrauen, dass Klienten schnell und differenziert zeigen, ob die therapeutischen Fragen, Einlassungen, Interventionen sie berühren, erreichen oder befremden. Die Chance, diesen Affekt aufzugreifen und zu klären, können sicher Therapeuten beider Bereiche nutzen. Die KBT gibt aber ein Handwerkszeug, den Blick auf diesen Konflikt zu vertiefen und daraus eine Erfahrung für das weitere Vorgehen abzuleiten.

Der Untertitel „Weißt du, was du willst, oder spürst du, was du brauchst?" soll daher den Übergang von dem eher kognitiv basierten ET-Therapieansatz in einen handlungs- und wahrnehmungsbezogenen Erfahrungsraum aufzeigen. Die konzentrative Leib-Arbeit spiegelt und weist den Patienten eindeutige Wege vom Spüren zum Berührt-Sein, vom Gehen zum tieferen Wissen: „Wie geht es mir aktuell", vom Verstehen zum gefühlten Sich-entscheiden-Können und damit zur handelnden Selbstwirksamkeit.

Kapitel 11

Literatur

11 Literatur

Adler, A. (1912). Über den nervösen Charakter. Wiesbaden: Bergmann
American Psychiatric Association (APA) (2013). DSM-V Implementation and Support. APA-Publishing.
Arbeitskreis Diagnostik im Deutschen Arbeitskreis für KBT e. V. (DAKBT) und Österreichischen Arbeitskreis für KBT e. V. (ÖAKBT). Scheepers-Assmus, C., Eulenpesch, B., Kintrup, K., Freudenberg, N., Kühnel, U. & Stippler-Korp, M. (2015). KBT-Diagnostik. Inverlagnahme durch die o. g. Verbände. Nürnberg: Eigenverlag.
Arbeitskreis OPD 2 (2007). Operationalisierte Psychodynamische Diagnostik OPD-2. Das Manual für Diagnostik und Therapieplanung. Bern: Huber.
Bayerl, B. (2006). In: Schmidt, E. (2006). Lehrbuch für Konzentrative Bewegungstherapie. Stuttgart: Schattauer, 243–244.
Arps-Aubert, von E. (2010). Das Arbeitskonzept von Elsa Gindler. Hamburg: Kovac.
Bauer, J. (2004). Das Gedächtnis des Körpers: Wie Beziehungen und Lebensstile unsere Gene steuern. München: Piper.
Becker, H. (1997). Konzentrative Bewegungstherapie. Gießen: Psychosozial Verlag.
Beyermann, G. (2015). Theorie zur Persönlichkeit und Entwicklung. In: Scheepers, C., Steding-Albrecht, U. & Jehn, P. (Hrsg.). (2015). Ergotherapie – Vom Behandeln zum Handeln, 5. Auflage. Stuttgart: Thieme, 424–439.
Boesmann, U. & Remmer, A. (2010). Behandlungsfokus. Berlin: Deutscher Psychologen Verlag.
Braus, D. F. (2004). Einblick ins Gehirn. Stuttgart: Thieme.
Brunner, S. & Lieb, K. (1996). Psychiatrie. Bad Wörrishofen: Mediscript.
Cserny, S. & Paluselli, C. (2006). Der Körper ist der Ort des psychischen Geschehens. Würzburg: Königshausen & Neumann.
Deutscher Arbeitskreis für Konzentrative Bewegungstherapie e. V. (DAKBT). (2014). Jahresprogramm des DAKBT 2014. Nürnberg: Eigenverlag.
Deutscher Verband der Ergotherapeuten e. V. (DVE). Miesen, M. (Hrsg.) (2004). Berufsprofil Ergotherapie. Idstein: Schulz-Kirchner.
Deutscher Verband der Ergotherapeuten e. V. (DVE) (2011). Indikationskatalog Ergotherapie. Idstein: Schulz-Kirchner.
Dilling, H., Mombour, W. & Schmidt, M. H. (2013). Internationale Klassifikation psychischer Störungen: ICD-10 Kapitel V(F). Bern: Huber.
Dornes, M. (2001). Der kompetente Säugling. Frankfurt/Main: Fischer.
Ferenczi, S. (1913). Entwicklungsstufen des Wirklichkeitssinns. In: Schriften zur Psychoanalyse Bd. 1. (2004). Frankfurt: Fischer.
Fischer, A. (2015). ICF. In: Scheepers, C., Steding-Albrecht, U. & Jehn, P. (Hrsg.). (2015). Ergotherapie – Vom Behandeln zum Handeln, 5. Auflage. Stuttgart: Thieme, 96–102.
Fogel, A. (2013). Selbstwahrnehmung und Embodiment in der Körperpsychotherapie. Stuttgart: Schattauer.
Fonagy, P., Gergely, G., Jurist, E. J., Target, M. & Vorspohl, E. (2004). Affektregulierung, Mentalisierung und die Entwicklung des Selbst. Stuttgart: Klett-Cotta.
Feiler, M. (2015). Klinisches Reasoning. In: Scheepers, C., Steding-Albrecht, U. & Jehn, P. (Hrsg.). (2015). Ergotherapie – Vom Behandeln zum Handeln, 5. Auflage. Stuttgart: Thieme, 138–142.
Freud, S. (1923). Das Ich und das Es. Frankfurt: Fischer, 270–330.
Freud, A. (1936). Das Ich und die Abwehrmechanismen, 19. Aufl. (2006). Frankfurt: Fischer.

Literatur **11**

Fuchs, T. (2008). Leib und Lebenswelt. Kusterdingen: Verlag Die graue Edition.
Götsch, K. (2015). Definition, Systematik und Wissenschaft der Ergotherapie. In: Scheepers, C., Steding-Albrecht, U. & Jehn, P. (Hrsg). (2015). Ergotherapie – Vom Behandeln zum Handeln, 5. Auflage. Stuttgart: Thieme, 2–9.
Götsch, K. (2015). Bedeutung der Sozialwissenschaften für die Ergotherapie. In: Scheepers, C., Steding-Albrecht, U. & Jehn, P. (Hrsg). (2015). Ergotherapie – Vom Behandeln zum Handeln, 5. Auflage. Stuttgart: Thieme, 75–89.
Gräff, C. (2008). Konzentrative Bewegungstherapie in der Praxis. Stuttgart: Pfeiffer bei Klett-Cotta.
Hack, B. M. & Zotter, R. (2004). Ethische Erwägungen. In: Deutscher Verband der Ergotherapeuten e. V. (DVE). Miesen, M. (Hrsg.) (2004). Berufsprofil Ergotherapie. Idstein: Schulz-Kirchner, 133–150.
Hagedorn, R. (2000). Ergotherapie – Theorien und Modelle. Dt. Übersetzung: Dehnhardt, B., Dehnhardt, J. Stuttgart: Thieme. S. 70 und S. 86, Original: „Foundations for Practice in Occupational Therapy" (1996). Elsevier-Verlag.
Hartmann, H. (1939). Ich-Psychologie und Anpassungsproblem. Stuttgart: Klett-Verlag.
Jacoby, H. (2004). Jenseits von Begabt und Unbegabt. Hrsg. von Sophie Ludwig. Hamburg: Hans Christians Verlag.
Joraschky, P., Loew, T. & Röhricht, F. (2009). Körpererleben und Körperbild. Stuttgart: Schattauer.
Kielhofner, G. (2002). Model of human occupation: theory and application. Baltimore: Lippincott Williams & Williams.
Krietsch, S. & Heuer, B. (1997). Schritte zur Ganzheit. Stuttgart: Fischer.
Kubny-Lüke, B. (2015). Psychosoziale Behandlungsmethoden und Behandlungsmittel. In: Scheepers, C., Steding-Albrecht, U. & Jehn, P. (Hrsg). (2015). Ergotherapie – Vom Behandeln zum Handeln, 5. Auflage. Stuttgart: Thieme, 479–491.
Law, M., Baptiste, S., Carswell, A., McColl, M. A., Polatajko, H. & Pollock, N. (2015). COPM – Canadian Occupational Performance Measure, 5. Auflage. Dt. Übersetzung: Dehnhardt, B., George, S. & Harth, A. Idstein: Schulz-Kirchner.
Marcel, G. (1968). Sein und Haben. Paderborn: Schöningh
Marotzki, U. (2004). Zwischen medizinischer Diagnose und Lebensweltorientierung. Idstein: Schulz-Kirchner.
Mentrup, C. (2015). Model of Human Occupation (MOHO). In: Scheepers, C., Steding-Albrecht, U. & Jehn, P. (Hrsg). (2015). Ergotherapie – Vom Behandeln zum Handeln, 5. Auflage. Stuttgart: Thieme, 127–137.
Parkinson, S., Forsyth, K. & Kielhofner, G. (2005). The Model of Human Occupation Screening Tool 1.0. (MOHOST). Dt. Übersetzung: Adler, C., Keutgen, G. J. & Michel, A. Dortmund: Modernes Lernen.
Rössler, W. & Matter, B. (2012). Kunst- und Ausdruckstherapien. Stuttgart: Kohlhammer.
Rogers, C. (1981). Der neue Mensch. Stuttgart: Klett-Cotta.
Rudolf, G. (2005). Psychotherapeutische Medizin und Psychosomatik. Stuttgart: Thieme.
Rudolf, G. (2006). Strukturbezogene Psychotherapie. Stuttgart: Schattauer.
Scharfetter, C. (1995). Schizophrene Menschen. München: Psychologie Verlags Union.
Scheepers, C., Steding-Albrecht, U. & Jehn, P. (Hrsg). (2015). Ergotherapie – Vom Behandeln zum Handeln, 5. Auflage. Stuttgart: Thieme.
Schiepek, G. & Matschi, B. (2013). Ressourcenformblatt, aus „Psychotherapie im Dialog 1/2013" Stuttgart: Thieme.

11 Literatur

Schmidt, E. (Hrsg.) (2006). Lehrbuch Konzentrative Bewegungstherapie. Stuttgart: Schattauer.

Schmitz, U. (2004). Konzentrative Bewegungstherapie zur Traumabewältigung – ein handlungsorientierter Ansatz. Göttingen: Vandenhoeck & Ruprecht.

Schreiber-Willnow, K. & Seidler, K. P. (2012). Wirkfaktoren der Konzentrativen Bewegungstherapie, Originalarbeit. Stuttgart: Schattauer.

Schwarz, M. (2015). Bedeutung medizinischen Grundwissens für die Ergotherapie. In: Scheepers, C., Steding-Albrecht, U. & Jehn, P. (Hrsg). (2015). Ergotherapie – Vom Behandeln zum Handeln, 5. Auflage. Stuttgart: Thieme, 65–74.

Stein, D. G., Brailowski, S. & Will, B. (2000). Brain-Repair. Stuttgart: Thieme.

Stern, D. N. (2013). Tagebuch eines Babys. Was ein Kind sieht, spürt, fühlt und denkt. München: Piper.

Stierlin, H. (2010). Sinnsuche im Wandel. Heidelberg: Carl-Auer.

Stolze, H. (Hrsg.) (1984). Die Konzentrative Bewegungstherapie. Berlin: Mensch und Leben.

Uexküll, T. von (Hrsg.) (1997). Subjektive Anatomie. Stuttgart: Schattauer.

Wöller, W. (2006). Trauma und Persönlichkeitsstörung. Stuttgart: Schattauer.

Walkenhorst, U. & Ott, U. (Hrsg.) (2010). Ergotherapie in der Psychiatrie. Stuttgart: Thieme.